NOTES

SUR

LES PRINCIPES D'ACCOUCHEMENS

DE BAUDELOCQUE.

ÉPERNAY, IMPRIMERIE DE WARIN-THIERRY ET FILS.

NOTES
ET APPENDICE
AUX
PRINCIPES DES ACCOUCHEMENS
DE J.-L. BAUDELOCQUE;

PAR **F.-J. MOREAU**,

Professeur d'accouchemens, des Maladies des femmes et des enfans, à la Faculté de médecine de Paris, Médecin de la maison d'accouchemens de Paris, etc.

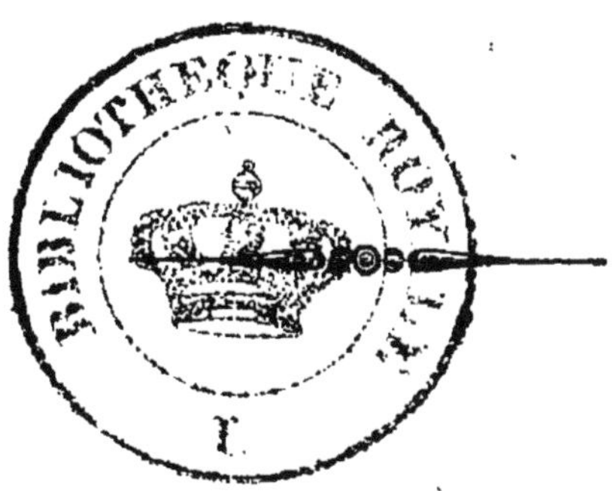

PARIS,

GERMER-BAILLIÈRE, LIBRAIRE-ÉDITEUR,
RUE DE L'ÉCOLE DE MÉDECINE, 17.

1837.

PRINCIPES

SUR L'ART

DES ACCOUCHEMENS.

ADDITIONS.

D. *A quel terme de la grossesse l'accouchement se fait-il le plus communément?*

« La durée de la gestation est de deux cent soixante-dix jours. La loi l'a fixée par extension à trois cents. Je pense que les législateurs ont bien fait de ne pas aller au-delà, cependant il ne faut pas croire que ce terme soit le plus éloigné auquel la grossesse puisse atteindre. Les annales de la science contiennent plusieurs faits incontestables de naissances plus tardives. Désormeaux a consigné l'observation d'une femme qui n'accoucha qu'au bout de deux cent quatre-vingt-cinq jours. J'ai moi-même recueilli l'observation d'une dame dont la délivrance n'eut lieu qu'à trois cent vingt jours ou dix mois vingt jours de conception. »

D. *Le relâchement des symphises a-t-il lieu constamment à la fin de la grossesse?*

« On voit que Baudelocque, tout en admettant le relâchement, regarde la mobilité comme très-rare. Nous ne savons comment expliquer cette double assertion. En effet, il nous paroît difficile d'admettre un relâchement dans les symphises, sans une mobilité plus ou moins prononcée, ni un gonflement de substances inter-osseuses, sans un écartement plus ou moins considérable des os du bassin. Chaque fois que nous avons examiné ces articulations, chez les femmes mortes dans les derniers temps de la grossesse, ou peu de temps après leur accouchement, nous avons constamment observé plus d'épaisseur, plus de souplesse dans les fibro-cartilages et les ligamens, et une mobilité qui ne se rencontre pas dans l'état ordinaire de la vie. »

D. *Qu'entendez-vous par détroit supérieur ou abdominal? quelle en est la figure, et quelles en sont les dimensions,*

« Chaussier disait que la forme du détroit abdominal était celle d'un trigone curviligne dont les angles auraient été arrondis, et dont la base répondrait au sacrum. La vérité est qu'il tient de l'ellipse et du cercle. La circonférence de ce détroit est de quatorze pouces environ. »

D. *Dites-nous si les muscles et autres parties molles qui garnissent le bassin intérieurement, n'apportent pas de changement dans la figure et les dimensions du détroit abdominal?*

« Par suite de la disposition des parties molles, le détroit abdominal se rapproche d'un ovale dont la grosse extrémité se trouverait tournée en avant. Le diamètre bis-iliaque, qui était le plus grand, perd quelquefois plus d'un pouce d'étendue par la saillie des psoas, et devient ainsi l'un des petits diamètres de ce détroit. Chez les femmes d'une constitution athlétique, le développement considérable des psoas amène souvent des obstacles à l'engagement des fœtus, et des anomalies dans les présentations de la tête. »

D. *Quelle est la direction du canal du bassin, soit relativement à l'horison, soit relativement au corps de la femme?*

« Si on examine le bassin sur le squelette, on voit que sa direction n'est point horisontale, qu'il est toujours plus ou moins incliné en avant, d'où il résulte que l'axe du détroit abdominal n'est point parallèle à l'axe du corps. Cette inclinaison, infiniment variable, suivant les différens sujets, change encore sur le même individu, suivant les diverses attitudes du corps. Sur un sujet adulte, bien conformé et debout, on peut évaluer cette inclinaison à cinquante degrés; mais chez une femme arrivée au dernier terme de la grossesse, on peut la porter à cinquante-cinq degrés.

Dans ces conditions, l'axe du détroit abdominal se trouve représenté par une ligne qu'on suppose partir de l'ombilic, et qui viendrait tomber en arrière au-devant de la pointe du coccix. L'axe du détroit périnéal est figuré par une autre ligne menée de l'angle sacro-vertébral au centre de ce détroit, il est parallèle à l'axe du corps. Ces deux lignes se rencontrent au milieu de l'excavation pelvienne, et forment dans ce point un angle très-obtus en avant. Leur direction est importante, car elle indique la route que doit tenir le fœtus pour traverser la filière du bassin et celle que les instrumens doivent parcourir, lorsque leur application devient nécessaire. »

D. *Indiquez donc de quelle manière et à quel degré le bassin peut être resserré ?*

« Quelque nombreux que soient les inconvéniens d'un bassin trop large, ils sont incomparablement moindres que ceux qui résultent d'une diminution dans l'étendue de ses diamètres. C'est un fait sur lequel il est inutile d'insister, aussi nous bornerons-nous à quelques remarques. En général, lorsqu'un diamètre est vicié dans un sens, celui qui lui est opposé l'est dans un sens inverse; ainsi le diamètre antéro-postérieur est-il rétréci, le diamètre bis-iliaque est augmenté de même. Quand il existe un rétrécissement dans un détroit, il y a dans le détroit opposé un vice inverse. Si par exemple le diamètre antéro-postérieur du détroit abdominal est rétréci, le diamètre antéro-postérieur du détroit périnéal est agrandi.—Des conséquences pratiques découlent de la connaissance de ces faits : quand le rétrécissement existe au détroit abdominal, l'enfant éprouve de la difficulté à passer dans l'excavation pelvienne, mais une fois parvenu dans cette cavité, il peut être expulsé brusquement. — Si le rétrécissement existe, au contraire, au détroit périnéal, l'accouchement marche d'abord très-vite, puis la tête se trouvant arrêtée dans l'excavation pelvienne, il survient des difficultés quelquefois insurmontables.

Il ne faut pas croire cependant que ces vices de conformation s'allient toujours de même; on a rencontré des cas dans lesquels tous les diamètres et les deux détroits se trouvaient simultanément rétrécis.

Les vices de conformation ne portent pas seulement sur les détroits, mais encore sur l'excavation : ainsi la paroi antérieure peut être viciée, 1° par le refoulement du pubis en arrière; 2° par une saillie en dedans de plusieurs lignes du fibro-cartilage interpubien; 5° par la trop grande longueur de la symphyse des pubis. La paroi postérieure de l'excavation peut être aussi attirée par une trop grande courbure ou par l'applatissement du sacrum. Enfin, des productions morbibes de diverses natures. développées soit à la surface interne des os du bassin, soit sur les fibro-cartilages articulaires, soit dans l'épaisseur des parties molles qui revêtent le bassin, peuvent altérer l'excavation pelvienne et obstruer plus ou moins complètement sa cavité. »

D. *Comment peut-on apprécier le degré d'ouverture du détroit supérieur.*

« On a proposé une multitude d'instrumens sous le nom de *pelvimètres*, pour déterminer d'une manière rigoureuse l'étendue des différens diamètres du bassin; mais, tous les instrumens mis en usage jusqu'à ce jour, n'ont pu fournir que des résultats approximatifs. Aussi, lorsqu'il s'agit de prononcer sur l'étendue d'un vice du bassin, et à plus forte raison, quand il faut, dans un cas semblable terminer l'accouchement, il est convenable de recourir à divers modes d'explorations, qui en se rectifiant les uns les autres, fournissent une approximation assez certaine pour nous guider dans le parti que nous devons prendre. »

D. *Qu'est-ce que le mont de Vénus?*

« On a dit que le mont de Vénus ou pénil, était le siége de douleurs lancinantes lorsqu'il existe des abcès dans le bassin. Dans les différens cas d'abcès profonds du bassin, que nous avons eu occasion d'observer, cette assertion ne s'est point vérifiée. »

D. *Quelles sont les parties qu'on désigne sous le nom de grandes lèvres?*

« Les grandes lèvres sont sujettes à des infiltrations séreuses, qui sont quelquefois énormes, surtout dans les derniers temps de la grossesse, et particulièrement chez les femmes lymphatiques : plusieurs fois dans le cours de notre pratique, nous avons vu des femmes qui ne pouvaient, par suite de cette infirmité, se tenir ni assises ni debout ; la distension est si considérable dans quelques cas, qu'il survient une mortification des grandes lèvres. Il faut alors, pour prévenir cette gangrène, pratiquer des mouchetures, mais avoir soin qu'elles ne soient ni trop profondes, ni trop rapprochées. Les grandes lèvres peuvent encore être le siége de tumeurs diverses, de hernies. Elles peuvent aussi être atteintes d'inflammation, et par suite contracter des adhérences entre elles. On voit quelquefois se développer à leur surface interne des points blanchâtres semblables aux pseudo-membranes, et qui ont été prises à tort pour des symptômes vénériens. »

D. *Que désigne-t-on sous le nom de périnée?*

« Pendant l'accouchement, le périnée peut acquérir quatre à cinq pouces d'étendue ; cette distension peut même être portée à un tel point, qu'il se rompe à son centre, et que le fœtus soit expulsé par cette ouverture accidentelle : nous avons consigné plusieurs faits de ce genre, dans un mémoire lu en 1830 à l'Académie royale de médecine. Ce travail a été cité avec d'autres observations à l'appui, dans les *Leçons orales de Dupuytren.* »

D. *Quelles sont la figure et l'étendue de la cavité de la matrice, et qu'y trouve-t-on de remarquable ?*

« L'utérus peut même manquer complétement; la menstruation ne sauroit alors s'effectuer. Cette circonstance doit fixer l'attention; il arrive souvent que des jeunes filles ne sont pas réglées; si un vice de conformation semblable existoit chez elles, les médicamens seroient sans aucune utilité, et pourroient être nuisibles. Pour reconnoître l'état des organes, il faut introduire une sonde dans l'urètre et un doigt dans le rectum; en rapprochant ces deux parties, on s'apercevra s'il existe un corps intermédiaire.

L'absence de l'utérus n'est pas toujours aussi complète : M. Renauldin a vu le vagin terminé en cul de sac et à la suite un cordon fibreux qui remplaçoit l'utérus. D'autres fois il existe avec sa forme, ses annexes bien développés, mais ses dimensions sont si exiguës qu'il est seulement dans un état rudimentaire.

Le cloisonnement de l'utérus peut donner lieu à de singulières erreurs de diagnostic. Il y a quelques années une fille vint faire ses couches à la Maternité; l'élève de service voulant reconnoître à quel degré étoit arrivé le travail, pratiqua le toucher. Elle annonça que la dilatation étoit très-avancée, que la poche des eaux étoit proéminente, et que l'accouchement ne tarderoit pas à se terminer ; au bout d'un quart-d'heure, une autre élève touche cette femme et assure qu'elle n'est point en travail. Peu de temps après la poche des eaux se rompt, et la femme mit au monde un enfant. On pensa que la seconde élève s'étoit trompée, et l'accouchée, étant sortie, cette affaire fut notée, mais oubliée. L'année suivante cette fille revint, la même méprise eut encore lieu, sans qu'on y fît plus d'attention. A cette époque régnoit dans la maison une épidémie de métro-péritonites; cette femme en fut atteinte, et succomba. A l'ouverture du corps, nous trouvâmes un utérus bilobé, n'offrant de chaque côté qu'une trompe et qu'un ovaire. Le vagin étoit séparé en deux par une cloison rompue à sa partie inférieure, mais qui existoit encore en haut, de sorte que la double méprise s'expliquoit très-bien. Cette femme avoit conçu chaque fois dans une portion différente de l'utérus; sa première grossesse avoit eu lieu dans la portion à gauche, et elle étoit accouchée d'un garçon ; la seconde fois elle avoit conçu dans la partie droite de l'utérus, et elle avoit donné naissance à une fille, ce qui, pour le dire en passant, est contraire au système qui attribue la formation des genres mâles à l'ovaire droit, et celle des genres femelles à l'ovaire gauche. »

D. *Faites la description des trompes de Falloppe.*

« Les trompes peuvent être oblitérées dès la naissance ou plus tard par suite d'inflammation. Après une péritonite, les extrémités frangées peuvent contracter des adhérences vicieuses, qui, en s'opposant à l'exécution des fonctions qu'elles doivent remplir, peuvent-être une cause de stérilité.»

D. *Faites la description des ovaires.*

« Fixés par un repli du péritoine, les ovaires n'ont pas une position tellement invariable qu'ils ne puissent former des hernies. M. Deneux a publié un mémoire fort intéressant sur les déplacemens de ces organes : Percival Pott a rapporté l'observation d'une fille qui vint à l'hôpital Saint-Barthelemy, portant deux tumeurs très-douloureuses dans la région des aines, qui étoient formées par les ovaires. »

D. *Qu'est-ce que le vagin?*

« Toutes les parties de la génération peuvent manquer ou présenter des vices de conformation qui peuvent nuire au libre exercice de leurs fonctions, ou devenir la source d'incommodités, d'infirmités ou d'accidens capables de compromettre la réputation, la santé ou la vie des femmes; parmi ces vices, on doit placer en première ligne les occlusions congéniales ou accidentelles de ces organes. »

D. *Quels sont les changemens que la matrice éprouve dans le temps de la grossesse?*

« Tous les tissus qui entrent dans la composition de l'utérus se trouvent modifiés par la grossesse; mais de tous, celui qui éprouve les changemens les plus remarquables, est, sans contredit, le tissu propre de la matrice. A l'état de vacuité, sa texture est équivoque, mais pendant la grossesse il a des caractères tellement tranchés, et des propriétés si analogues à celles du tissu musculaire, qu'il est impossible de le ranger dans une autre classe. Il se ramollit, les fibres se prononcent et prennent une teinte rosée, la contractilité s'y montre de la manière la plus évidente. »

Le développement de l'utérus ne se fait pas d'une manière uniforme. Le fond de l'organe et son corps sont les deux parties qui d'abord prennent de l'accroissement. Les changemens éprouvés par le col n'arrivent qu'à une époque beaucoup plus avancée. La texture de l'utérus à l'état normal, rend très-bien compte de ces changemens divers. En effet, le fond est la partie la plus molle et la plus pourvue de vaisseaux; le corps est à la vérité un peu plus dense, mais beaucoup moins cependant que le col, qui, lorsqu'on le divise, résiste et crie sous le scalpel.»

On a cherché à savoir si pendant la dilatation de l'utérus, les parois s'amincissoient. Les anciens pensoient qu'elles devenoient plus minces; les modernes ont adopté une opinion contraire. Si l'on examine un utérus distendu par le produit de la conception, on voit que ces parois conservent à peu près la même épaisseur que dans l'état de vacuité; mais si on l'examine débarrassé de ce produit, il ne sauroit y avoir de doute, le tissu est véritablement augmenté d'une manière prodigieuse; suivant Levret, cette différence seroit :: 1 : 11$\frac{1}{4}$. Sans admettre rigoureusement les calculs de cet accoucheur, on ne peut disconvenir que la totalité de l'organe n'ait acquis un développement considérable. »

D. *De quelle action la matrice est-elle susceptible?*

« Les propriétés qui se manifestent pendant

le cours de la grossesse, méritent que nous entrions dans quelques details. Les deux plus remarquables sont sans contredit, la sensibilité animale et la contractilité organique sensible.

La sensibilité animale n'est pas précisément nulle pendant l'état de vacuité; car si dans cet état on touche l'utérus, la femme en a bien la perception, mais à moins d'un état morbide de l'organe, elle n'éprouve qu'une sensation obtuse, avec la grossesse, la sensibilité se développe, la femme perçoit distinctement les mouvemens du fœtus. Cette sensibilité est encore démontrée par la douleur qui résulte de la contraction de l'utérus, et par la sensation pénible que les femmes éprouvent quand on porte la main dans l'utérus pour opérer une version.

La contractilité organique sensible se développe au plus haut point; c'est elle qui est le principal agent d'expulsion du produit de la conception; si l'on met la main dans cet organe pour en extraire le placenta ou des caillots, il se contracte si fortement que la main est souvent engourdie; cette propriété subsiste encore long-temps après la mort; je fus appelé il y a quelques années pour délivrer une femme qui était morte après une attaque d'éclampsie depuis une heure environ. Le col étant dilaté, je crus devoir terminer l'accouchement par la voie naturelle; j'amenai par les pieds un enfant mort aussi; lorsque je reportai la main pour effectuer la délivrance, je trouvai le placenta dans le vagin, l'utérus revenu sur lui-même, et tellement contracté que je doutai un instant de la réalité de la mort de la femme. »

D. *Les règles commencent-elles toujours à pa-*

roître à l'âge de douze à quatorze ans, et cessent-elles constamment à celui de quarante à cinquante?

« Ces faits ne doivent être considérés que comme des exceptions qui doivent fixer l'attention du médecin, et réclamer des soins particuliers, car cette précocité chez les enfans peut être pour eux la source de maladies, et la continuité de ce flux chez les femmes âgées, s'allie souvent avec des lésions organiques. »

D. *Toutes les femmes sont-elles réglées?*

« Dans ces cas, avant de donner son avis, il est de la plus haute importance de s'assurer s'il n'existe pas de vice de conformation, s'il y a imperforation, oblitération du vagin, si l'utérus est incomplétement développé, ou s'il manque entièrement. »

D. *D'où vient le sang des règles?*

« Une femme de 35 à 36 ans, après un accouchement laborieux, fut atteinte d'une inflammation du col, qui détermina des adhérences; à chaque époque mensuelle, il survenait du côté de l'hypogastre des phénomènes absolument semblables à ceux des règles. Peu à peu le ventre se tuméfia; Dupuytren reconnut bientôt la cause du mal, il pensa que le meilleur moyen était une ponction dans l'intérieur de l'utérus. L'opération fut pratiquée immédiatement, il s'écoula un mélange de sanie noirâtre moitié purulente, moitié sanguinolente. La malade fut soulagée pendant quelques heures. Mais bientôt des accidens inflammatoires se manifestèrent, et elle succomba au bout de trois jours. A l'autopsie, on trouva la surface interne de l'utérus, noire, tapissée par du sang demi-concret et purulent; il n'y avoit rien dans le vagin. Dans le prolapsus de la matrice, on voit l'exhalation sanguine se faire à travers le col.»

D. *Les femmes enceintes sont-elles réglées?*

«L'apparition des règles pendant le cours de la grossesse est un fait beaucoup plus rare qu'on ne le pense généralement : la plupart des femmes que j'ai eu occasion d'observer et qui disaient être réglées, n'éprouvaient que des accidens de grossesse, dépendant soit d'un état morbide de l'utérus ou de l'œuf, soit, ce qui est bien plus fréquent, de quelques violences extérieures; quand on interroge ces femmes avec soin on acquiert presque toujours la certitude que ces prétendues règles n'ont rien de fixe dans leur retour, qu'elles se rencontrent tantôt après huit ou quinze jours, d'autres fois après trois ou six semaines, et cela chez la même femme.»

D. *Peut-on assurer d'après les signes rationnels que la femme est grosse?*

«Un phénomène remarquable est la modification que l'état de grossesse imprime au système nerveux : en général, la sensibilité des femmes est singulièrement exaltée, leur état moral, intellectuel est alors réellement changé. J'ai vu des femmes habituellement bonnes, devenir irascibles, jalouses, acariâtres; c'est cette exaltation du système nerveux qui pour nous, constitue en partie cet état puerpéral, qui fait de la pathologie et de la thérapeutique des femmes grosses, en couches ou nourrices, une médecine en quelque sorte spéciale.»

D. *A quels signes reconnoît-on une grossesse de deux ou trois mois au plus?*

« Le toucher exige de la part de celui qui le pratique quelques précautions préliminaires, qui sont rarement indiquées dans les livres. Pour exécuter convenablement cette opération, il faut se servir du doigt indicateur, fléchir les trois derniers doigts et écarter le pouce; de cette manière on peut refouler le périnée de bas en haut, et gagner près d'un pouce. L'ongle ne doit pas être trop long, car si le col est sensible, ramolli, saignant, on pourroit occasioner de la douleur ou produire une excoriation; une autre précaution, c'est de ne pas pratiquer cette opération, lorsque le doigt est excorié ou malade.

Avant de procéder au toucher, on enduit le doigt d'un corps gras, afin de pénétrer plus facilement et d'éviter l'absorption de virus contagieux. Cela fait, on met un genou en terre et l'autre entre les jambes de la femme, de manière à pouvoir y appuyer le coude. On passe ensuite la main sous les vêtemens, dans une position moyenne entre la pronation et la supination; lorsqu'on est arrivé aux parties de la génération, on place le pouce au devant des pubis et on loge l'indicateur dans l'écartement des grandes lèvres. Il suffit d'abaisser un peu le poignet et de relever l'extrémité libre du doigt indicateur, pour pénétrer sans difficulté dans le vagin.

Après l'introduction du doigt, la première chose à faire, est de saisir entre le pouce et l'indicateur les grandes lèvres, afin de s'assurer de leur état; on explore ensuite avec la face palmaire du doigt la paroi supérieure du vagin; il n'est pas rare de rencontrer sous la forme d'un cordon, un corps mobile, qui n'est autre chose que le canal de l'urètre, souvent tuméfié chez les femmes grosses. En continuant l'exploration, on gagne le cul-de-sac du vagin; le doigt trouve alors un petit corps qui forme une saillie d'environ cinq lignes; c'est le col de l'utérus; l'on arrive sur les lèvres entre lesquelles existe une scissure linéaire chez les femmes primipares, déchirée, inégale, chez celles qui ont eu des enfans. Sur cent femmes, quatre-vingts ont la scissure plus prolongée à gauche qu'à droite.

Lorsqu'on a convenablement apprécié la forme, la grosseur, la chaleur du col, on dirige la face palmaire du doigt vers la concavité du sacrum, et en exerçant une pression modérée et uniforme de haut en bas, on juge de la bonne ou de la mauvaise conformation de cette partie. Si l'extrémité du doigt peut atteindre l'angle sacro-vertébral, il y a rétrécissement du diamètre antéro-postérieur; s'il ne peut le toucher, ce diamètre offre assez d'étendue.

L'examen de la partie postérieure du vagin fait reconnoître le rectum, puis le bourrelet hémorrhoïdaire ordinairement très-développé chez les femmes grosses, et enfin l'état du périnée.

En même temps qu'on explore avec une main les parties de la génération, il faut tenir l'autre sur la région hypogastrique, soit pour fixer l'utérus, soit pour le rapprocher de la main qui touche.»

D. *Peut-on s'assurer, d'après ces signes, qu'une femme est réellement grosse?*

« Au commencement du troisième mois, deux signes méritent de fixer l'attention ; l'augmentation de poids et la fixité de l'utérus, le poids dépend naturellement du développement de l'utérus et de l'œuf. La fixité du développement régulier uniforme de la matrice qui, occupant le détroit abdominal, se trouve appuyée, soutenue, par la circonférence de ce détroit. De là l'impossibilité de lui imprimer des mouvemens en avant, en arrière ou sur les côtés. Dans les développemens morbides, la fixité n'est jamais aussi grande. »

D. *Indiquez d'une manière plus précise comment on peut exciter et reconnoître ce ballottement.*

« Ce mouvement de ballottement ne se perçoit pas également bien chez toutes les femmes : en général il est d'autant plus facile, qu'elles ont moins d'embonpoint, *et vice versâ*; avec de l'habitude, on peut chez une femme maigre le percevoir du quatrième au cinquième mois. »

D. *Quels sont les signes qui dénotent le neuvième mois de la grossesse?*

« Outre les signes sensibles qui viennent d'être décrits, il en est d'autres fournis par l'auscultation, et qui ont été indiqués par M. de Kergaradec. Ces signes sont de deux espèces, le bruit du cœur du fœtus, et le bruit du souffle appelé placentaire parce qu'on a cru devoir le rapporter au mode de circulation du placenta.

Les bruits du cœur sont très-faciles à distinguer du bruit placentaire, ils se rapprochent beaucoup des tic-tac d'un moulin. Si l'on applique l'oreille sur l'abdomen de la femme, on peut compter de 130 à 140 battemens par minute; ils diffèrent de ceux de la mère, en ce qu'ils sont plus rapides que ceux de son pouls. Quelquefois ces battemens s'accélèrent tellement qu'il devient impossible de les compter, puis sans raison appréciable, ils reviennent au type normal; le fœtus éprouve-t-il des sensations capables de modifier sa circulation? ce phénomène sembleroit le faire croire.

A quelle époque de la gestation ces mouvemens du cœur se manifestent-ils? Ils sont subordonnés au développement du fœtus : dans les premiers mois, ils ne peuvent être perçus, parce que les parois du cœur n'ont pas acquis assez de développement; et à cause de la grande quantité de liquide contenue dans l'utérus. Ce n'est que vers quatre mois et demi, cinq mois, qu'ils peuvent être perçus, et encore on explore très-souvent les femmes après cette époque sans pouvoir les entendre. Il est d'observation que presque toutes les fois que beaucoup de liquide se trouve interposé entre le fœtus et l'oreille de l'observateur, les battemens ne sont pas perceptibles; il faut pour cela que la région dorsale, ou une des parties latérales de son tronc soient appliquées contre la paroi antérieure de l'utérus; si le ventre de l'enfant est tourné en avant, il sera très-difficile de les entendre. On voit donc que les battemens du cœur ne s'observent que dans des circonstances déterminées.

Lorsqu'on parvient à les percevoir, ils servent à constater l'existence de la grossesse, et de plus la vie de l'enfant.

Le second bruit, appelé souffle placentaire, diffère du précédent en ce qu'il est simple et isochrone aux pulsations de la mère, tandis que l'autre est à doubles battemens. Il ne se manifeste pas avant le quatrième mois. Plusieurs observateurs prétendent cependant l'avoir perçu plus tôt, dès la deuxième semaine (Kennedy). Lorsque je lus le mémoire de M. de Kergaradec, je lui fis observer qu'une des femmes sur laquelle il avoit entendu le bruit du souffle était accouchée d'un enfant putréfié, que la circulation placentaire ne devroit plus exister, et qu'il falloit chercher une autre explication de ce phénomène.

En y réfléchissant, et en auscultant un grand nombre de femmes, je reconnus bientôt que ce bruit avec souffle s'observoit surtout vers les parties latérales de l'utérus, que ces régions étoient précisément celles où se trouvent accumulés les gros troncs artériels et veineux qui se rendent à cet organe. Dès-lors je pensai que ce phénomène dépendoit du mode de circulation qui s'établit dans les parois mêmes de l'utérus pendant la grossesse, et que ce bruit de souffle, analogue à celui que produisent les anévrismes variqueux, étoit le résultat des anastomoses fréquentes, des communications nombreuses qui existent entre les vaisseaux utérins pendant la grossesse. Cette opinion, que nous avons professée depuis ce moment, paroîtroit hors de doute, d'après les recherches de notre collègue et ami M. P. Dubois, qui a perçu ces bruits avec souffle après la délivrance.

Cependant, je n'accorde pas encore une grande confiance à cette explication, car le bruit de souffle a été observé aussi sur des tumeurs qui avoient leur siége dans l'intérieur du bassin hors l'état de grossesse. Ce bruit ne seroit-il pas dû à la compression que l'aorte et les gros vaisseaux éprouvent de la part de l'utérus distendu, et à la gêne qu'éprouve la circulation par suite de cette compression? C'est une question qui mérite d'être examinée. »

D. *Quelle est l'attitude du fœtus dans le sein de sa mère?*

« La position demi-fléchie du fœtus, tient-elle à une disposition primordiale, ou, comme on l'a dit, à la prédominance des muscles fléchisseurs sur des extenseurs? La première opinion, me paroît la plus probable, car à une époque où les muscles sont à peine ébauchés, le fœtus est déjà demi-fléchi, recourbé sur lui-même. »

D. *Quelle est donc la position la plus ordinaire de l'enfant?*

« La présentation de la tête à l'orifice de l'utérus a beaucoup occupé les auteurs. On croit assez généralement qu'elle est due à la pésanteur spécifique de la tête, qui étant plus considérable que celle des autres parties du corps du fœtus, et du liquide qui l'entoure, doit se porter vers le lieu le plus déclive qui est le col. D'autres l'ont attribuée au mode d'insertion du cordon ombilical, qui est d'autant plus rapprochée de l'extrémité pelvienne du fœtus, que celui-ci est moins avancé dans son développement.

Mais pour admettre l'une ou l'autre de ces explications, il faudroit, 1° que la femme fût constamment debout, car lorsqu'elle est couchée, le lieu le plus déclive n'est plus le col : 2° que le fœtus fût suspendu au cordon ombilical, et que l'insertion du placenta se fît toujours au fond de l'utérus, ce qui n'est pas exact.

Dans ces derniers temps M. P. Dubois a attribué cette présentation à une détermination instinctive du fœtus; il se fonde sur ce que les présentations de l'extrémité pelvienne sont en général plus fréquentes dans les accouchemens prématurés que dans les accouchemens à terme.

Il me paroît plus rationnel d'attribuer cette présentation à une disposition primordiale analogue à celle qui fait que, lorsqu'une graine placée d'une manière quelconque à la surface du sol, vient à germer, la radicule de la plante se dirige vers le centre de la terre, et la tige vers le ciel. C'est cette même disposition qui, comme l'a observé M. Virey, fait que, dans les ovipares, la grosse extrémité de l'œuf, à laquelle correspond la tête du fœtus, sort toujours la première, soit que l'œuf ait été ou non fécondé. »

D. *Faites la description du placenta* ?

« L'état normal du placenta n'importe pas seul à connoître; les considérations fournies par les anomalies et l'anatomie pathologique de cet organe sont aussi d'une haute importance.

Il existe quelquefois en dehors du placenta des masses isolées qui communiquent avec lui par des vaisseaux; quand la masse principale est enlevée, si ces petits corps restent, il peut arriver des accidens.

Lorsqu'il y a plusieurs fœtus, chacun d'eux a son placenta, les masses placentaires se touchent par leurs bords, et paroissent confondues. Cette confusion n'est qu'apparente, dans la majeure partie des cas, la circulation est distincte, la vie d'un fœtus est isolée de celle de son congénère. Mais quelquefois la fusion est réelle, et des vaisseaux vont par arcade s'anastomoser avec ceux de l'autre placenta. J'ai rencontré plusieurs fois cette disposition. La connoissance de ce fait est très-importante; dans ce cas, la vie des fœtus est liée l'une à l'autre; aussi lorsqu'on coupe le cordon du premier enfant, faut-il lier le bout qui tient à la mère; sans cette précaution l'autre fœtus pourroit périr d'hémorrhagie.

Ses altérations sont nombreuses et assez variées; une des plus ordinaires est la production des cordons jaunâtres ou blanchâtres qui offrent un tissu plus ou moins dense, formés par des espèces de petits cordons solides. L'opinion la plus générale est que ces cordons sont le résultat d'oblitérations de vaisseaux. Souvent en effet j'ai pu constater leur continuité avec des vaisseaux. La production de ces cordons me paroît avoir une influence marquée sur la constitution du fœtus; lorsqu'ils se montrent de bonne heure, et envahissent l'épaisseur du placenta, j'ai toujours vu les fœtus grêles et délicats; souvent l'accouchement est prématuré.

Quelquefois le placenta acquiert une densité très-grande, cartilagineuse et même osseuse. Il y a quelques années, je fus appelé pour délivrer une femme qui étoit accouchée depuis quinze heures; en introduisant une main entre l'utérus et le placenta, j'entendis distinctement un craquement. Lorsque j'eus amené cet organe au dehors, je trouvai qu'il présentoit des concrétions crétacées.

Enfin le placenta peut encore subir une transformation squirrheuse, vésiculeuse ou hydatique. »

D. *Ne trouve-t-on que ces trois vaisseaux dans le cordon ombilical?*

« Dans les premiers temps de la vie embryonnaire on trouve de plus dans le cordon: la vésicule ombilicale, et les vaisseaux omphalo-mésentériques. Dans les quadrupèdes, on trouve la vésicule allantoïde, que quelques anatomistes admettent par analogie dans l'espèce humaine.

La vésicule ombilicale est une poche membraneuse que l'on rencontre au centre du cordon, dans les deux premiers mois, et rarement au-delà du troisième. Son existence niée par Monro, a été admise et démontrée par Fabrice d'Aquapendente, Albinus et les anatomistes modernes. Le dessin qu'en a donné Albinus, représente une petite vésicule placée entre le chorion et l'amnios au milieu du cordon; elle paroît partir de l'ombilic du fœtus, et communiquer avec l'intestin grêle; le mode de communication presque généralement admis aujourd'hui établit une analogie très-grande entre la vésicule ombilicale et la membrane vitelline de l'œuf des oiseaux. A cette époque, la vésicule a environ deux lignes et demie de diamètre et la grosseur d'un grain de coriandre. Elle contient un liquide, que l'on a comparé au jaune de l'œuf, et qui paroît servir à la nutrition du fœtus.

A mesure que celui-ci se développe, la vésicule diminue; vers la fin du deuxième mois, elle est ridée, revenue sur elle-même, et ne renferme plus de liquide. La vésicule est alimentée par des vaisseaux spéciaux, appelés *omphalo-mésentériques*, et qui sont fournis par l'artère mésentérique supérieure, et par la grande veine mésaraïque.

La vésicule allantoïde, que Baudelocque a considérée comme une membrane, est plutôt admise par analogie, que démontrée anatomiquement, quoique dans ces derniers temps, M. Velpeau ait prétendu en avoir rencontré des débris dans l'œuf humain. Elle existe dans les espèces animales, et acquiert un développement énorme chez les ruminans: chez l'homme, on pourroit considérer l'*ouraque*, cordon ligamenteux, qui fait suite à la vessie, et qui dans quelques cas est canaliculé, comme les restes de la vésicule allantoïde. De même que la vésicule ombilicale, il se trouveroit logé, entre le chorion et l'amnios, et seroit également distendu par un fluide plus ou moins abondant.

D. *Quelle est la longueur, la grosseur du cordon ombilical?*

« Le cordon présente de très-grandes variétés sous le rapport de la longueur: on cite des cordons de deux pouces, et d'autres de six pieds (Everat). Désormeaux disoit en avoir vu un dans le muséum anatomique de Mayence, qui avoit sept pieds de long. On a prétendu que le cordon pouvoit manquer et que des enfans étoient venus au monde sans cordon. C'est une erreur, cela ne peut avoir lieu que dans le cas où la paroi antérieure de l'abdomen adhéreroit au placenta, ainsi qu'on en cite un exemple. »

D. *L'entortillement du cordon sur le col, et les nœuds dont on vient de parler, peuvent-ils influer sur la vie de l'enfant, ou sur la facilité de l'accouchement?*

« Je ne partage nullement l'opinion de Beaudelocque. Je pense, avec beaucoup d'autres personnes, que les circulaires du cordon autour du col de l'enfant, peuvent, dans des circonstances données, être la cause d'un retard dans la marche du travail. On pourroit, d'après ce que dit Beaudelocque, également croire, que cette disposition n'influe pas sur la vie de l'enfant; à la vérité, il ne m'est jamais arrivé de perdre un enfant pour semblable cause; mais j'ai été témoin d'un fait, dans lequel la personne qui m'avoit précédée, n'ayant pas eu le soin de dégager ou de couper le cordon qui entouroit le col de l'enfant, ou n'ayant reconnu cette circonstance qu'après l'expulsion de l'enfant, qu'il abandonna à la nature, eut la douleur de ne pouvoir le rappeler à la vie, quoique l'enfant eût poussé un cri dans le temps écoulé entre la sortie de la tête et l'expulsion des épaules.

Relativement aux nœuds, je ferai observer que je ne les ai jamais rencontrés sur les cordons courts. Beaudelocque ne croit pas qu'ils puissent avoir d'influence sur la vie, et il se fonde sur huit au dix faits d'enfans venus au monde sains et bien portans, avec des nœuds au cordon.

Mais n'est il pas possible que ces faits soient exceptionnels? Smellie assure avoir reçu des enfans morts, putréfiés, qui présentoient un nœud très-serré. Levret et d'autres accoucheurs ont rapporté des observations semblables. Pourquoi, en effet, la constriction forte d'un nœud, n'intercepteroit-elle pas le cours du sang dans le cordon ? »

D. *Quelles sont les membranes qui enveloppent le fœtus ?*

« Les opinions les plus diverses ont été émises sur le nombre des membranes ; mais depuis Hunter, qui le premier a appelé l'attention sur la membrane externe de l'enfant, on en a admis trois, la caduque, le chorion et l'amnios. La plus externe, la caduque, est, sur un œuf à terme, mince, opaque, peu résistante, elle tapisse toute la surface de l'œuf, à l'exception du point qu'occupe le placenta. La caduque préexiste à la descente de l'œuf; quand l'ovule arrive, il recule et décolle une partie de la membrane qui, distendue et amincie, s'applique sur l'hémisphère saillant dans la cavité utérine.

Tous les points de l'œuf qui ne sont pas en contact immédiat avec l'utérus, sont recouverts par cette membrane, qui tapisse de même tous les points de la surface interne de l'utérus, auquel l'œuf n'adhère pas. On a prétendu que la caduque ne contenoit pas de vaisseaux : les injections de Lobstein, et nos propres recherches, ne permettent pas d'adopter cette opinion.

Les usages de la caduque sont nombreux. Je crois être le premier, qui ait appelé l'attention sur ce point. 1° Elle fixe l'œuf à la cavité utérine, jusqu'à ce qu'il ait contracté des adhérences avec elle; 2° elle limite et détermine la forme, l'étendue et le lieu d'insertion du placenta; 3° elle s'oppose aux superfécondations, si rares dans l'espèce humaine. »

D. *Qu'est-ce que le chorion?*

« Le chorion est placé en dedans de la caduque, en dehors de l'amnios; c'est la membrane moyenne de l'œuf. Ce que Beaudelocque indique comme lames de tissu cellulaire, n'est autre chose que la membrane caduque. »

D. *Indiquez comment se fait cette circulation?*

« La description donnée par Baudelocque ne nous paroissant pas assez claire, et les travaux récens sur la circulation du fœtus ayant d'ailleurs fait connoître plusieurs faits nouveaux, nous allons entrer dans quelques détails à ce sujet, en nous aidant de l'excellent tableau publié par M. le docteur Martin Saint-Ange.

Née par une infinité de branches, la *veine ombilicale*, s'étend depuis le placenta jusque dans le foie du fœtus, en offrant une longueur qui varie depuis deux à trois pouces jusqu'à vingt-quatre, trente-six et plus. Parvenue à la face inférieure du foie, elle se loge dans le sillon longitudinal, et change de direction pour se porter dans le sillon transversal. L'endroit où ce changement a lieu mérite de fixer l'attention, car avant de suivre la direction transversale, la veine ombilicale envoie de sa partie supérieure une petite branche dite *canal veineux*, qui après s'être logée dans la continuation du sillon longitudinal, gagne le bord postérieur du foie, et va s'ouvrir dans la veine-cave inférieure, au-dessous du point de jonction des veines hépatiques.

Au milieu du trajet de la veine ombilicale dans le sillon transversal, vient s'aboucher la veine-porte. Le tronc qui en résulte se subdivise ensuite en plusieurs branches dont les unes vont s'ouvrir dans les veines hépatiques, et les autres dans une portion de la veine-cave inférieure.

Ceci posé, voici comme la circulation s'effectue dans ces vaisseaux : le sang apporté par la veine ombilicale, du placenta dans le foie, arrive pur dans le lobe gauche, le lobe de Spigel, le canal veineux, et dans le lobe droit, mélangé avec celui de la veine-porte. Par là se trouve expliqué le développement considérable du lobe gauche du foie chez le fœtus. Le sang apporté par la veine ombilicale, la veine-porte, l'artère hépatique et le canal veineux, est porté par ce dernier par les veines hépatiques dans la portion sous-diaphragmatique de la veine-cave inférieure. La disposition que présente l'angle formé par la veine-porte et la veine ombilicale, est importante à connoître. D'autant plus ouvert que le fœtus se rapproche davantage de la naissance, il est presque droit à cette époque. Cette obliquité de la veine-porte sur l'ombilicale est très-favorable pendant la gestation, tandis qu'elle ne l'est plus après la naissance. En effet dans le second cas, la circulation a lieu de droite à gauche, et dans le premier, elle se fait de gauche à droite pour la portion de l'ombilicale que loge le sillon transversal.

Examinons maintenant la direction que prend le sang dans le cœur du fœtus. En supposant les oreillettes contractées : la diastole succédant immédiatement, les cavités auriculaires se vident, et le sang y afflue par les deux veines-caves, les coronaires et les pulmonaires. L'oreillette gauche, qui ne peut se remplir suffisamment au moyen du sang que lui apportent les veines pulmonaires, va en chercher dans l'oreillette gauche par le trou Botal. Pendant que l'oreillette gauche aspire ainsi la quantité de sang qui est nécessaire pour le remplir, la cavité auriculaire droite se laisse aussi pénétrer par le sang mélangé provenant des deux veines-caves et des veines coronaires. Les oreillettes, stimulées par la présence du sang qu'elles contiennent, se contractent, leurs cavités se vident pour remplir celles des ventricules, et le sang tend à revenir par les ouvertures qui lui ont livré passage ; l'oreillette droite le repousse vers les veines-caves, mais ce reflux est en grande partie arrêté par la valvule d'Eustachi. L'oreillette gauche à son tour repousse le sang vers le trou ovale, mais la valvule de Botal s'oppose d'autant plus à son reflux, que le fœtus est moins jeune. De cette manière le sang des oreillettes trouvant des obstacles pour revenir en arrière, passe dans les ventricules par les ouvertures auriculo-ventriculaires, qui lui offrent une disposition plus favorable. Les ventricules, à leur tour, se contractent aussitôt qu'ils ont reçu le sang des oreillettes correspondantes, et le poussent dans les troncs artériels auxquels ils donnent naissance.

Le reflux du sang dans les cavités auriculaires est empêché par la valvule mitrale, placée à l'orifice auriculo-ventriculaire gauche, et par la valvule tricuspide, située à l'ouverture auriculo-ventriculaire droite. Le sang du ventricule droit passe dans le tronc pulmonaire, qui est garni à son origine de trois valvules sygmoïdes, servant à soutenir la colonne de sang. Un peu au-dessus de ces valvules, naît l'artère pulmonaire droite, et un peu plus loin la gauche, après quoi le tronc se continue sous le nom de canal artériel, et va s'ouvrir dans l'aorte au point où elle se recourbe pour constituer la crosse. Cette dernière, qui naît du ventricule gauche, a aussi à son origine trois valvules sygmoïdes, dont les fonctions consistent à soutenir la colonne de sang poussée dans l'aorte.

L'utilité de la valvule d'Eustachi peut se déduire aisément d'après son développement, qui est en raison inverse des autres organes. Dans le premier âge, elle recouvre presque complètement le trou de Botal et l'orifice des deux veines-caves, tandis que plus tard elle finit par les laisser à découvert. De cette disposition, il résulte évidemment qu'elle est destinée chez l'homme, 1° à favoriser le mélange du sang des deux veines-caves; 2° à en diriger la plus grande partie dans l'oreillette gauche; 3° à empêcher son reflux dans la veine-cave inférieure, lors de la contraction des oreillettes.

En résumé, les radicules placentaires vont puiser dans les sinus utérins, par imbibition ou endosmose, les matériaux que le placenta modifie pour les rendre propres à la nutrition du fœtus. Le sang du placenta est transmis au fœtus par la veine ombilicale; il passe pur dans le lobe gauche du foie, dans le lobe de Spigel et dans le canal veineux; puis il se mêle avec celui de la veine-porte, et va dans tout le lobe droit du foie. Il est conduit ensuite par les veines hépatiques dans la portion sous-diaphragmatique de la veine-cave, où il rencontre le sang provenant du canal veineux, celui de la veine-cave elle-même, et celui des veines diaphragmatiques; delà il passe dans l'oreillette droite, se combine avec le sang de la veine-cave supérieure et celui des veines coronaires, se dirige (en quantité plus ou moins grande suivant l'âge du fœtus) dans l'oreillette gauche par le trou ovale où il se rencontre avec le sang provenant des veines pulmonaires.

La contraction simultanée des oreillettes pousse le sang qu'elles reçoivent dans les ventricules correspondans. Celui du ventricule droit le fait passer en petite quantité aux poumons, et en grande quantité dans le canal artériel. Celui du ventricule gauche passe dans la crosse de l'aorte, où le sang du canal artériel a déjà été versé, et se distribue aux divers organes.

Une grande partie de ce sang, arrivé à la bifurcation des iliaques, passe dans les artères ombilicales, pour aller chercher, au moyen du placenta, de nouveaux matériaux nécessaires à sa modification, et revient au cœur par la veine ombilicale. »

D. *La matrice seule, par ses contractions redoublées, peut-elle opérer l'accouchement?*

« Ce que dit Baudelocque prouve que les muscles soumis à l'empire de la volonté, sont des auxiliaires puissans dans l'accomplissement de l'accouchement, mais ne prouve nullement que l'utérus ne puisse se débarrasser seul du produit de la conception. Ne voyons-nous pas tous les jours accoucher des femmes pusillanimes, qui craignant la douleur, abandonnent l'utérus à ses propres forces ? ne voit-on pas de temps en temps d'autres femmes accoucher dans un état comateux, dans un état de mort apparente, après la mort même, ainsi que Riolan en a rapporté un exemple ? Or, dans ces différentes circonstances, les fonctions du cerveau étant annihilées, suspendues, anéanties, n'est-il pas évident que l'accouchement se fait sous l'influence des seules forces de l'utérus ? »

D. *Ces six positions se rencontrent-elles aussi fréquemment les unes que les autres, et sont-elles également favorables à l'accouchement ?*

« A quelle cause doit-on attribuer cette présentation si fréquente ? il est impossible de l'assigner d'une manière rigoureuse. Cette direction a été rapportée sans raison au décubitus de la mère. Il est plus probable qu'elle est due à la pression exercée par l'intestin rectum, habituellement distendu par des matières stercorales pendant la grossesse. »

D. *Quelle marche suit la tête de l'enfant en traversant le bassin, lorsqu'elle se présente dans la première et dans la seconde position ?*

« Les mouvemens qu'exécute la tête de l'enfant en traversant le bassin, peuvent être ramenés à quatre dans les 1re, 2e, 4e et 5e positions de Baudelocque, et à deux seulement, flexion et extension, dans les 3e et 6e ; 1° le mouvement de flexion, qui rapproche le menton de la poitrine, 2° le mouvement de rotation, qui conduit l'occiput ou le front derrière la symphyse des pubis; 3° le mouvement d'extension, par lequel la tête se dégage du bassin; 4° enfin, le mouvement de restitution, par suite duquel la tête reprend à l'extérieur la position qu'elle avait au-dessus du détroit abdominal. »

D. *Doit-on ranger parmi les accouchemens naturels celui où l'enfant présente les pieds à l'orifice de la matrice?*

« Les présentations des pieds que Baudelocque place au premier rang, ne sont qu'une déviation des positions des fesses, qui doivent être considérées, comme présentation fondamentale de l'extrémité pelvienne. »

D. *L'accouchement où l'enfant présente les genoux peut-il être encore regardé comme naturel?*

« Nous ferons pour les présentations des genoux la même remarque que pour celles des pieds: les unes et les autres ne sont que des modifications ou des déviations de la présentation fondamentale, celle des fesses. Ces positions sont encore plus rares que celles des pieds: à peine en observe-t-on une sur 5000 accouchemens; pour qu'elles aient lieu, il faut que l'utérus soit fortement incliné, et que l'enfant soit en quelque sorte assis sur un des points de la circonférence du bassin, ayant les pieds engagés sous le siége. »

D. *Est-il bien important de s'assurer du terme de la grossesse, lorsqu'on est certain que les douleurs sont celles de l'accouchement?*

« Je fus appelé dans le cours de l'année 1836, pour donner des soins à une jeune dame qui étoit grosse de cinq mois et demi. Déjà il y avoit écoulement de sang ; en la touchant je reconnus que le col étoit dilaté, mais ne présentant pas cet amincissement caractéristique d'un avortement prochain ; je fis mettre la malade au lit, j'eus recours à l'emploi des opiacés, de la saignée, du repos. Deux mois se passèrent sans aucun accident ; mais cette jeune dame, fatiguée de son régime, ayant fait de longues courses, fut prise des douleurs de l'enfantement, et accoucha prématurément. »

D. *Quels sont les remèdes généraux qu'on peut employer dans le cours du travail de l'accouchement ?*

« La saignée générale est un très-bon moyen, mais elle exige quelques précautions : toutes les fois que la femme est molle, lymphatique, débilitée, sans énergie morale, il ne faut pas recourir à ce moyen ; elle convient seulement chez les femmes fortes, et encore faut-il certaines conditions, telles qu'une disposition aux congestions viscérales, la rigidité du col, son épaisseur. L'infiltration, lorsqu'elle survient chez des femmes fortes, n'est pas une contre-indication à son emploi ; mais c'est surtout dans les derniers temps de la grossesse, lorsqu'il y a menaces de convulsions, que la saignée est indiquée. »

D. *Que faut-il faire lorsque les douleurs se ralentissent et s'affoiblissent dans le cours du travail, au lieu d'augmenter graduellement, soit avant, soit après l'ouverture de la poche des eaux ?*

« Les contractions utérines peuvent être

ralenties par une multitude de causes. Quelquefois ce ralentissement est dû à la foiblesse de la constitution de la femme, ou bien à l'épuisement causé par l'abstinence, la misère, par un travail trop long. Dans d'autres circonstances, il est le résultat de la pléthore générale ou locale; suivant que l'un ou l'autre de ces états existe, on a recours à des moyens différens. Si la femme est foible, languissante, on lui recommande le repos, on la soumet à un régime légèrement substantiel, tel que bouillons, gelées de viande, potages, vins généreux (Espagne, Roussillon). Ordinairement, à l'aide de ces moyens, au bout d'un quart-d'heure, une demi-heure, les contractions utérines se réveillent, le travail suit sa marche habituelle. Lorsque le ralentissement des douleurs dépend de la longueur du travail, au lieu de fatiguer la femme à marcher, à la tenir debout, à lui faire pousser des douleurs insignifiantes, on l'engage à se reposer, à sommeiller, et souvent après une heure ou deux, les contractions se raniment. Enfin si les femmes sont éminemment pléthoriques, le meilleur moyen de rappeler les douleurs, est de faire une saignée. On peut encore, au moyen d'une pression exercée sur l'intestin rectum, augmenter le sentiment de ténesme qu'éprouvent les femmes dans les derniers momens du travail, et accélérer ainsi l'expulsion de de l'enfant.

Depuis quelques années, on a beaucoup préconisé l'usage d'une substance végétale, l'ergot de seigle pulvérisé, comme exerçant une action spéciale sur la matrice. A l'instar de toutes les choses nouvelles, ce médicament a été trop vanté par les uns, trop déprécié par les autres. Pour moi, je suis convaincu qu'il a une action forte, puissante, et, par cela même, qu'il est loin de convenir dans tous les cas. C'est d'ailleurs un médicament sujet à s'altérer, très-infidèle, et auquel j'ai *très-rarement* recours. Pour lui conserver ses propriétés thérapeutiques, il faut le soustraire au contact de l'air et de la lumière, ne le pulvériser qu'au moment de l'administrer. Si on le fait prendre ainsi préparé, il produit des contractions longues continues, dont l'action permanente peut causer la mort du fœtus; aussi en Amérique l'a-t-on désigné sous le nom de *pulvis ad partum*, pour la mère, et de *pulvis ad mortem*, pour l'enfant.

Voici maintenant les principales circonstances dans lesquelles il peut être employé; 1° lorsque les contractions utérines cessent, la dilatation étant faite ou sur le point de s'achever, la femme n'étant point primipare, il ne faut que quelques efforts pour voir l'accouchement se terminer. Mais si le travail doit encore se prolonger une ou plusieurs heures, je crois qu'il faut s'en abstenir. J'ai vu, dans un cas de ce genre, des contractions vives, permanentes, en quelque sorte convulsives, suivre son administration, et être impuissantes pour faire avancer la tête qu'il fallut ensuite extraire avec le forceps; l'enfant vint mort.

2° Le seigle ergoté est surtout utile dans les hémorrhagies utérines, dans les cas d'atonie, d'insertion du placenta sur le col. Une dame de mes clientes avoit perdu beaucoup de sang par suite de cette disposition du placenta, le col étoit peu dilaté, la malade s'affoiblissoit; je donnai un gros et demi de poudre d'ergot en trois quarts d'heure; les douleurs se réveillèrent; cette dame accoucha et se rétablit bien, l'enfant étoit mort. Depuis j'ai eu occasion, dans un cas semblable, de faire prendre à une dame, sœur d'un de nos jeunes confrères, jusqu'à deux gros de seigle sans provoquer aucune contraction; je fus obligé de terminer l'accouchement par la version, l'enfant étoit mort, et la mère ne lui survécut que six jours.

La meilleure manière d'administrer le seigle ergoté est de le donner en poudre, suspendu dans un véhicule quelconque, tel que le bouillon gras, l'eau rougie, l'eau sucrée, à la dose de 12, 24, 36 grains, ordinairement de dix minutes en dix minutes. J'ai porté la quantité de ce médicament à un gros en une heure et même à deux gros. »

D. *Quel est l'instant où il convient de procéder à la délivrance?*

« L'intervalle qui s'écoule avant l'apparition des douleurs, est d'environ dix minutes, un quart-d'heure, une demi-heure. Pendant ce temps, il faut laisser reposer la femme. »

D. *Comment doit-on procéder à la délivrance?*

« La méthode de Baudelocque ne me paraît pas assez précise; voici celle qu'il convient d'employer : si le placenta est encore contenu dans l'utérus, il faut exercer des tractions sur le cordon de haut en bas, de devant en arrière et parallèlement à l'axe de l'utérus, en faisant avec deux doigts une poulie de renvoi; une fois le placenta arrivé dans le vagin, les efforts de traction doivent être dirigés de bas en haut et d'arrière en avant, en admettant que la femme soit couchée horizontalement sur le dos. Immédiatement après la délivrance, on doit examiner le placenta et ses annexes, afin de s'assurer s'il est entier, pratiquer le toucher pour reconnoître si l'utérus se contracte, s'il revient sur lui-même, s'il est convenablement situé, s'il n'y a ni prolapsus, ni renversement, ni lésion d'aucune espèce. »

D. *Quels sont ces autres secours?*

« Ces derniers moyens ne sont pas sans danger. Lorsque l'atonie persiste, il vaut mieux introduire une main dans l'utérus, en stimuler les parois avec la pulpe des doigts, ou promener à sa surface interne un citron écorcé dont on exprime le suc par la pression. Il est rare qu'à l'aide de ce moyen puissant, l'organe ne revienne pas sur lui-même. »

D. *Qu'entendez-vous par placenta chatonné ou enkisté, et comment doit-on alors opérer la délivrance?*

« Les uns ont considéré l'enchatonnement comme une cavité accidentelle, distincte de la cavité de l'utérus et dans laquelle se trouve le placenta. D'autres, mais en petit nombre, l'ont attribué à un vice de conformation; plusieurs enfin, pensent qu'il est dû à une contraction spasmodique et partielle de l'utérus: cette dernière opinion me paroît la plus probable. En effet, quand le travail marche lentement, et que la poche des eaux est rompue de bonne heure, l'utérus se vide du liquide qu'il contient, puis se resserre en vertu des contractilités organiques, sensibles et insensibles, et embrasse avec exactitude le corps du fœtus. Si douze ou quinze heures s'écoulent, après la sortie des eaux, la tête restant contenue dans la cavité du col, tandis que le tronc se maintient dans celle de l'utérus; le point d'intersection qui sépare le col de l'enfant de son corps répond à l'orifice interne du col de la matrice; or, les fibres de cette dernière partie, déjà plus courtes que celles du corps, se raccourcissent beaucoup plus que celles qui restent distendues.

Bientôt des contractions vives, énergiques, ont lieu dans les fibres du corps et du fond, elles surmontent la résistance de l'orifice interne du col, l'enfant est expulsé, et l'utérus passe subitement d'un grand degré d'extension au plus grand degré de raccourcissement. Mais comme les fibres du corps sont plus longues, et n'ont point encore été raccourcies, elles reviennent plus lentement que celles du col; il en résulte donc une poche supérieure, constituée par le corps et le fond de l'utérus, et une inférieure formée par le col. En touchant, on arrive dans la cavité du col, et en suivant le cordon, on pénètre dans celle du corps, où est inséré le placenta. Si cet organe est inséré sur le côté, une moitié pourra se trouver dans le col et l'autre dans le corps de l'utérus; c'est ce qu'on appelle le *demi-enchatonnement*.

On voit donc, par ce qui précède, que l'enchatonnement n'a rien d'extraordinaire, qu'il dépend tout simplement d'un défaut d'harmonie dans la contraction de l'utérus. »

D. *Comment doit-on administrer ce lait à l'enfant?*

« Dans ces derniers temps on s'est servi de tétine de vache avec avantage; depuis on a substitué le liége, pour faire des biberons. »

D. *Quel est l'accouchement qu'on doit appeler contre nature ou laborieux?*

« On a cherché à évaluer le nombre des accouchemens artificiels, mais les relevés statistiques ne portent point sur des chiffres assez considérables pour avoir des données rigoureuses. Il paroît cependant qu'ils sont à peu près dans les proportions de 1 : 100 ou à 150.

La position sociale des femmes exerce une influence sur l'augmentation du chiffre: c'est ainsi que si l'on a affaire à la classe pauvre, la proportion des accouchemens laborieux devient plus considérable. En effet, lorsque les enfans ont été en proie à la misère, qu'on les a contraints à des travaux excessifs avant leur développement, la nutrition générale et l'accroissement en reçoivent souvent de profondes atteintes, qui peuvent vicier le bassin et influer sur le mode de terminaison de l'accouchement.

Le climat a encore été considéré comme pouvant produire les accouchemens artificiels. Dans le midi, les femmes accouchent facilement, parce qu'elles ne s'emprisonnent pas dans des vêtemens étroits; dans le nord, au contraire, et surtout dans la Hollande, il en est tout autrement; un accoucheur de cette nation rapporte que dans le cours de vingt-cinq à trente ans il a désenclavé 1500 têtes, tandis qu'en France on rencontre à peine deux ou trois enclavemens véritables dans le même espace de temps. »

D. *Doit-on opérer l'accouchement toutes les fois qu'il y a des convulsions?*

« Les convulsions des femmes en couches, désignées sous le nom d'*éclampsie*, sont ordinairement le résultat de deux circonstances qui se rencontrent chez elles au plus haut degré, l'exaltation de la sensibilité et la congestion d'un organe.

Sous le rapport de leurs causes, les convulsions sont fort importantes à étudier, car de leur connoissance dépend souvent le succès de la thérapeutique. Parmi les principales on a rangé la distension considérale des fibres de l'utérus, et son état de congestion, les saburres des premières voies, des intestins, les émotions morales, une vive excitation du cerveau, la distension extrême du col, les déchiruresde l'utérus, celles du vagin, la distension très-douloureuse de la vulve, surtout chez les femmes primipares, avancées en âge.

Le traitement de cette grave affection doit varier comme la cause qui l'a produite, aussi faut-il commencer par remonter à la source du mal; deux indications dominent toutes les autres, diminuer l'exaltation de la sensibilité et la congestion. On commence par débarrasser la femme de la vue des objets qui pourroient lui déplaire, on rafraîchit, ou l'on réchauffe l'air selon les circonstances, on a soin de lever la tête de la malade. Pour faire cesser la congestion on a recours à des saignées générales ou locales, les premières sont bien préférables. Les meilleures sont celles du bras et du pied. Je rejette la saignée de la jugulaire, parce qu'elle exige la compression du cou, qu'elle peut affecter péniblement la femme, et qu'elle n'est pas sans danger.

Il ne suffit pas de retirer du sang, il faut encore diminuer la sensibilité. Les opiacés ont été recommandés dans ce but, on les applique localement sur l'orifice du col, on les fait prendre à l'intérieur. La rupture de la poche des eaux est quelquefois nécessaire. Mais de tous les moyens, celui qui atteint le plus rapidement le but est l'accouchement artificiel, lorsqu'il est possible.

La rigidité du col a plusieurs fois déterminé les convulsions; les bains, les injections émollientes et narcotiques doivent être employés; dans le cas de squirrhosités, la section de cette partie de l'utérus, peut devenir nécessaire. »

D. *L'enfant est-il réellement en danger toutes les fois que le cordon ombilical s'échappe de la matrice à l'instant de l'écoulement des eaux?*

« Lorsque le cordon offre des pulsations, si la tête se présente, si elle est bien située, il faut s'opposer au refroidissement du cordon et à toute compression de sa part. Le meilleur moyen est de le refouler dans l'utérus. Lorsque le travail ne fait que commencer, et que la dilatation n'a que huit ou dix lignes de diamètre, il faut autant que possible placer un ou deux doigts entre le col et la tête de l'enfant, qui se présentent, placer le cordon dans leur écartement, la compression portera sur les doigts; on agira de la sorte jusqu'à ce que la dilatation permette de repousser le cordon. Un grand nombre de moyens ont été proposés dans ce but; quand la dilatation est suffisante, le meilleur consiste à saisir le cordon avec l'extrémité des doigts, et, profitant de la cessation de la contraction, à reporter l'anse au-dessus de la tête; dans ce cas, lorsqu'on ne peut y parvenir, il faut se hâter de terminer l'accouchement, soit par la version, soit par l'application du forceps. »

D. *Quelles sont les causes de l'obliquité de la matrice?*

« La plupart des femmes sont constipées, or l'S iliaque du colon occupant le côté gauche de la fosse iliaque, le mouvement péristaltique doit nécessairement se faire de ce côté, et repousser l'utérus à droite; ainsi le simple mouvement des matières fécales explique cette déviation. L'insertion oblique du mésentère de haut en bas et de gauche à droite, contribue encore à porter l'utérus dans cette direction; enfin la position du fœtus dans l'utérus, me paroît y contribuer pour beaucoup.

Les obliquités de la matrice ne sont pas sans importance sous le rapport de la pratique. Deventer leur faisoit jouer un grand rôle dans la production des accouchemens laborieux et dans celle des présentations vicieuses. Peut-être y a-t-il de l'exagération dans cette opinion, mais il faut reconnoître qu'elle est souvent vraie. J'ai toujours remarqué que les femmes qui avoient des obliquités étoient tourmentées de douleurs dans les reins, les aînes, le haut des cuisses, à cause de la pression inégale de l'utérus sur ces parties. »

D. *Comment doit-on opérer l'extraction de l'enfant dans ce cas ?*

« La première chose à faire est d'aller à la recherche des pieds, et s'assurer s'ils appartiennent au même fœtus, car s'il y avoit plusieurs enfans dans l'utérus, l'un des pieds pourroit appartenir à l'un des jumeaux, et l'autre à un autre. Lorsqu'on a dégagé un pied, il est utile d'y appliquer un lacs. Les deux pieds saisis, on place le doigt indicateur entr'eux, le pouce sur la malléole externe du pied gauche, et le médius sur la malléole externe du pied droit, puis on procède comme il a été dit précédemment. »

D. *Comment procède-t-on à l'extraction de la tête après avoir dégagé les bras ?*

« Lorsque toutes les parties sont dégagées, et qu'il ne reste plus que la tête à sortir, les précautions doivent redoubler, car c'est l'époque la plus critique pour l'enfant; en effet il peut périr par défaut de respiration, par la compression du cordon, par apoplexie, mais il succombe plus ordinairement aux efforts et aux tractions inconsidérées, exercées sur son col qui amènent ou l'allongement de la moëlle épinière, ou sa compression par la luxation des vertèbres, suite de la torsion du col portée au-delà des bornes naturelles. Les obstacles qui peuvent s'opposer à la sortie de la tête, sont le resserrement spasmodique du col de l'utérus, la mauvaise direction donnée soit à la tête, soit au bassin, le trop grand volume de la tête, et chez les femmes primipares, la résistance des parties externes de la génération. »

D. *Que faut-il faire quand la tête de l'enfant est enclavée?*

« On avoit admis un enclavement complet, dans lequel la tête s'adaptoit si étroitement au cercle osseux du bassin, qu'il étoit impossible d'y faire passer le corps le plus mince. Pour que cela puisse avoir lieu, il faudroit qu'il y eût harmonie parfaite entre la forme de la la tête du fœtus d'une part, et celle du détroit abdominal de l'autre, ce qui n'est pas. Le seul enclavement possible est toujours incomplet, c'est-à-dire qu'il y a toujours quelques points de la circonférence de la tête qui ne sont point en contact avec la circonférence du détroit. Nous pensons que l'enclavement ne peut se faire que de deux manières, suivant le diamètre occipito-frontal de la tête, ou suivant son diamètre bi-pariétal. Pour qu'il s'effectue, il faut un concours de circonstances qui se rencontrent rarement ; ainsi il ne sauroit se reproduire avec un bassin trop grand ou trop petit; il en sera de même si la tête est trop ou trop peu volumineuse; l'ossification n'a pas moins d'influence; lorsqu'elle commence, la tête cède à la compression, et passe; lorsqu'elle est très-avancée, la tête résiste et ne s'engage pas. Il faut aussi de la part de la femme un degré d'énergie renfermé dans de certaines limites; si la femme est foible, la tête ne s'engagera pas; si elle est vigoureuse, la tête pourra surmonter tous les obstacles.

On confond souvent une tête arrêtée au passage, avec un enclavement; la même méprise a été faite aussi, lorsque la tête, après avoir franchi un détroit resserré, en rencontroit un autre également rétréci; dans ces cas, la tête est mobile; ces deux circonstances sont importantes à connoître sous le rapport de la pratique.

On a donné beaucoup de signes propres à l'enclavement; le seul véritablement pathognomonique est l'immobilité complète de la tête.

Lorsque l'enclavement persiste long-temps, des accidens graves peuvent survenir, la compression de la tête de l'enfant amène celle de la masse encéphalique, des déchirures, des ruptures de vaisseaux, la séparation de la dure-mère; les tégumens du crâne peuvent aussi se décoller, les os se rompre, des hémorrhagies et la mort en être la suite.

La compression exercée par la tête, occasionne chez la mère d'autres accidens du côté de la vessie, du col de l'utérus, du rectum. La contusion, l'inflammation et la gangrène de ces parties peuvent avoir lieu, et des fistules vésico-vaginales, recto-vaginales en être le résultat.

On voit d'après cela combien il est utile de

prévenir l'enclavement, et surtout d'y remédier promptement lorsqu'il existe. »

D. *Comment doit-on retourner l'enfant, lorsque le sommet de la tête se présente dans la quatrième position?*

« *Règles générales pour la version.* Quand on doit procéder à la version, quelles que soient d'ailleurs les causes qui nécessitent cette opération, il faut, 1° donner à la femme une position convenable, 2° reconnoître la position du fœtus, 3° cette connoissance acquise, faire choix de la main qui doit opérer. En thèse générale on doit introduire la main dont la face palmaire correspond à la région sternale de l'enfant. Quand on pénètre dans l'utérus, on doit suivre le côté de l'enfant qui est l'analogue de la main introduite; ordinairement aussi ce côté est celui qui se rapproche le plus de la partie postérieure de la mère. En le parcourant, on explore successivement chacune des parties qui le constituent; en agissant ainsi, on n'est pas exposé à prendre une main pour un pied, un genou pour un coude, ou à éloigner les bras de l'axe du corps, comme cela arrive lorsque, pour parvenir aux pieds, on suit la région antérieure de l'enfant. Quand les pieds ont été saisis, il faut attendre la cessation de la contraction utérine pour opérer le mouvement de version : ce mouvement une fois exécuté, et que les pieds sont arrivés à la vulve, on ne doit plus agir que de concert avec les contractions utérines, à moins toutefois qu'il n'y ait péril imminent pour la mère ou pour l'enfant. »

D. *Que devient le bras de l'enfant lorsque l'accoucheur introduit sa main, et dégage les pieds?*

« Lorsque le bras se présente, il faut se conduire d'après les préceptes de Baudelocque. Si l'on n'alloit pas chercher les pieds, le plus souvent la mère et l'enfant succomberoient; quelquefois cependant la femme pourroit se débarrasser seule, par évolution spontanée. Voici, dans ce cas, la marche que suit la nature : la tête ne remonte pas tout-à-coup, plusieurs heures se passent en efforts impuissans; le corps de l'enfant s'infléchit sur le côté opposé à celui du bras; peu à peu l'épaule remonte, les fesses s'engagent, et sont expulsées avec la main. Le plus ordinairement les enfans meurent par cette compression, et souvent même ils ne sont expulsés qu'après avoir subi un commencement de décomposition putride: aussi, loin d'émettre l'opinion qu'il faut attendre l'évolution, nous ne saurions trop la combattre. En effet l'évolution ne peut être considérée que comme un accident heureux, sur lequel il n'est pas permis de compter dans les cas ordinaires, comme une dernière ressource que la nature toute-puissante oppose aux causes de destruction qui menacent la mère, mais ressource étrangère à l'art qui, au début, ne peut ni la prévoir, ni la provoquer. »

D. *Quand il existe plusieurs enfans, ont-ils été conçus en même temps ?*

« La superfétation est un fait démontré; nous pensons qu'elle ne peut avoir lieu que dans l'une des trois circonstances suivantes : 1° lorsque l'utérus est bien conformé, il faut que les deux actes fécondans aient lieu dans un très-court intervalle, car l'exsudation plastique, qui doit former la membrane caduque, viendroit y apporter obstacle. 2° Lorsque l'utérus est bilobé; nous avons cité dans les notes l'observation d'une fille dont l'utérus étoit partagé en deux : la fécondation eut lieu dans chacune des divisions de l'organe. Chez un pareil sujet, la superfétation étoit possible (1). 3° Enfin, lorsqu'il y a une grossesse extra-utérine. Je pourrois en citer un exemple que j'ai observé en 1836 avec MM. Dubois (d'Amiens) et A.-C. Baudelocque.»

(1) Voir page 7.

APPENDICE.

DES INSTRUMENS, DE LA SAIGNÉE ET DE LA VACCINE.

CHAPITRE Ier.

Du lacs, des crochets mousses, du forceps et du spéculum.

Nous avons eu plusieurs fois occasion de parler des divers instrumens qu'on emploie dans la pratique des accouchemens ; nous allons entrer dans quelques explications à ce sujet. Les plus usités sont le lacs, le crochet-mousse et le forceps.

§ I. *Lacs.*

Le *lacs* est un cordon ou bande de fil, de laine ou de soie, large de 15 à 18 lignes, long d'une aune; il sert quelquefois, dans la version, à fixer un pied, un bras, rarement à tirer sur ces parties. Pour l'appliquer on réunit les deux chefs dans une main, la partie moyenne fait une anse que l'on convertit en nœud coulant; à l'aide de deux ou trois doigts, on porte ce nœud ouvert sur la partie qui doit être fixée, et quand elle y est engagée, on tire avec l'autre main sur les deux chefs du lacs, et on serre le nœud.

§ II. *Crochet-mousse.*

Le *crochet-mousse* consiste dans une tige métallique recourbée à l'une de ses extrémités, qui est arrondie. Il sert, dans le cas de présentation des genoux et des fesses, à entraîner ces parties quand il y a des accidens. La meilleure manière de l'appliquer consiste à l'introduire comme on le feroit pour une branche du forceps, et à le faire glisser sur la face palmaire de la main qui lui sert de guide, la pointe dirigée vers la main, jusqu'à ce qu'il soit parvenu au niveau de la partie de l'enfant qu'on veut saisir; on lui imprime alors un mouvement de rotation sur son axe qui ramène l'extrémité libre dans le pli de l'aine ou du jarret qu'on veut entraîner; dans le premier cas, il faut faire attention aux organes génitaux, pour ne pas les blesser. On a encore conseillé les crochets, lorsque les épaules étoient très-volumineuses, ou que l'enfant étoit mort ou putréfié.

§ III. *Forceps.*

Le *forceps*, devenu d'un usage si fréquent, paroît avoir été inventé ou au moins perfectionné en même temps par Levret, en France, et Smellie, en Angleterre. On lui a fait subir beaucoup de modifications depuis, mais toutes n'ont pas été également heureuses, et aujourd'hui c'est encore aux instrumens que ces deux hommes célèbres nous ont laissés, que nous avons plus fréquemment recours.

Le forceps est composé de deux branches,

l'une à pivot, l'autre à mortoise; la première est désignée sous le nom de *branche mâle*, la seconde sous celui de *branche femelle*.

Dans chacune de ces deux branches on considère trois parties distinctes, savoir : deux extrémités et une partie moyenne. Des extrémités, l'une est arrondie, fenêtrée, recourbée sur le plat, pour s'adapter à la convexité de la tête du fœtus qu'elle est destinée à saisir, et sur-le-champ pour s'adapter à la direction du bassin et à la ligne courbe que doit suivre le fœtus pour sortir du sein de sa mère. Cette extrémité porte les noms de *pince*, *de mors*, ou mieux de *cuiller* du *forceps*. L'autre extrémité, plus mince, plus grêle en apparence, recourbée en forme de crochet, porte le nom de *manche*. Enfin, la partie moyenne, qui réunit le manche à la cuiller, et qui sert encore de point de jonction aux deux branches entre elles, est désignée sous le nom de *corps* du *forceps*.

Le forceps est employé dans différentes circonstances, lorsqu'il s'agit de modifier une position défectueuse de la tête, de lui faire achever un mouvement incomplétement exécuté, de suppléer aux forces épuisées de la mère, de remédier à un accident grave survenu pendant le cours du travail; mais on ne doit jamais l'appliquer dans l'intention de diminuer d'une manière notable le volume de la tête du fœtus. La réduction qu'on peut obtenir avec le forceps, ne peut être portée au-delà d'une ou deux lignes au plus, sans compromettre la vie de l'enfant et quelquefois même celle de la mère.

Les *causes* qui nécessitent son application sont, un travail trop long, une hémorrhagie abondante, des syncopes plus ou moins répétées, des convulsions avec perte de connoissance, une hernie irréductible, étranglée ou menacée d'étranglement, une hémoptysie, un anévrisme, une dyspnée très-grande, un léger défaut de proportion entre la tête et les détroits du bassin, l'affoiblissement du fœtus, la sortie du cordon, la présence d'un autre enfant, l'enclavement de la tête, etc.

Règles générales relatives à l'application du forceps.

Les règles générales à suivre dans tous les cas qui nécessitent l'application du forceps, sont les suivantes :

1° Donner à la femme une position convenable; la position qui a été assignée pour les accouchemens contre nature est encore celle qui convient ici. Ne jamais appliquer le forceps avant que le col de l'utérus ne soit suffisamment dilaté.

2° Elever la température de l'instrument, en le plongeant dans un liquide à 25 ou 28 degrés + o du thermomètre de Réaumur. Recouvrir les cuillers avec un corps mucilagineux ou gras pour en faciliter le glissement. Introduire chaque branche isolément, en ayant soin de lui donner pour guides les doigts de la main qui ne tient pas l'instrument. Cette introduction se fera sans efforts, les branches doivent en quelque sorte pénétrer par leur propre poids; si l'extrémité de la cuiller s'arc-boute contre la tête du fœtus, ou contre un point quelconque des parois du bassin, si des replis formés par les tégumens du crâne, ou par les parties molles de la mère, s'opposent à sa progression, il suffit, dans l'un et l'autre cas, de changer l'inclinaison de la branche, de lui imprimer un léger mouvement de vaccillation pour surmonter l'obstacle.

Le forceps ne doit être appliqué que sur la tête; placé sur l'extrémité pelvienne du fœtus, il pourroit occasioner la fracture des os du bassin, la contusion des principaux viscères contenus dans le ventre ou même dans la poitrine, et amener des accidens promptement mortels.

On a recommandé de prendre chaque branche comme une plume à écrire; nous préférons la saisir comme un bistouri, et l'introduire avec les précautions indiquées. En général, la branche mâle doit être la première engagée, puis on fait pénétrer la branche femelle, on réunit ensuite les deux branches, en introduisant le pivot de l'une dans la mortoise de l'autre. Avant d'extraire l'enfant, on exerce une traction légère pour s'assurer si la tête est bien saisie. Il faut toujours que les branches soient appliquées sur les parties latérales de la tête, de telle sorte que le diamètre occipito-mentonnier soit placé dans la direction de l'axe du forceps. Il n'y a que l'enclavement bi-pariétal qui exige qu'on applique une branche sur la face et l'autre sur l'occiput. On serre ensuite les branches au degré convenable, afin d'exercer la pression nécessaire, et pour que cette pression ne varie pas, on maintient les branches avec un lacs. Il ne faut jamais tirer en droite ligne, ni brusquement, mais d'une manière continue, en suivant successivement l'axe du détroit abdominal, de l'excavation, et du détroit périnéal; on exécute en même temps des mouvemens de latéralité de droite à gauche, en ayant la précaution d'agir doucement pour ne pas contondre les parties voisines, et leur donner le temps de céder sans se rompre.

Règles spéciales. Lorsque la tête a franchi le col de l'utérus, qu'elle est plongée dans l'excavation pelvienne, que l'occiput est placé derrière la symphyse des pubis et la face vers la concavité du sacrum, et ce cas est le plus fréquent, la femme étant placée convenablement, on introduit entre les parties sexuelles de la mère et la tête de l'enfant un ou deux doigts de la main droite, on saisit la branche mâle avec la main gauche, on présente la cuiller perpendiculairement à l'axe de la vulve, et le crochet incliné sur l'aine droite de la femme; on fait cheminer doucement la cuiller en lui imprimant des mouvemens de latéralité et d'élévation en abaissant le manche. Parvenu à la profondeur de 4 ou 5 pouces, la branche est convenablement introduite; quant au degré d'abaissement du manche, il doit être limité par la commissure postérieure de la vulve, et assujetti dans ce point par un aide. On doit avoir soin de ne pas trop porter la branche en dedans, et de la laisser inclinée vers le côté droit de la femme; ceci terminé, on prend la branche à mortoise avec la main droite, et à l'aide de deux doigts de la main gauche, on la dirige sur le côté droit du bassin ou vers la symphyse sacro-iliaque correspondante, en ayant soin de l'introduire dans l'intervalle compris au-dessus de la branche mâle et le pubis droit. Lorsqu'elle a pénétré convenablement, on la ramène un peu en avant, et on réunit les deux branches à l'aide du pivot, puis on fixe le degré de pression. On saisit l'instrument, la main gauche au-dessus du point de jonction, le pivot entre les doigts, et la main droite au-dessous des crochets; l'opérateur écarte ensuite les jambes pour agrandir sa base de sustentation, et il exerce des mouvemens de traction, puis des mouvemens de vacillation et d'élévation. Lorsque la tête est arrivée au point d'être dégagée, pour en effectuer la sortie, et pour prévenir la rupture du périnée, qu'on a soin de soutenir avec la main droite, on renverse l'instrument sur l'abdomen de la femme.

La tête sortie, l'accouchement n'est pas terminé.

Dès que la tête a franchi la vulve, on ôte le lacs, on désarticule les branches et on les extrait en suivant un ordre et une route inverses, de ceux qui ont été suivis dans leur introduction.

Quelques personnes veulent qu'on abandonne alors l'expulsion de l'enfant aux seuls efforts de la nature. Si la femme est épuisée, l'enfant peut rester au passage, être comprimé et mourir.

Quand l'enfant est volumineux, la femme affoiblie, on va dégager les épaules en commençant par celle qui correspond au sacrum de la mère, pour cela on porte deux doigts dans le vagin, on les introduit ensuite dans le creux de l'aiselle qu'on veut dégager, puis on tire dessus comme on le feroit avec un crochet.

Position occipito-sacrale. Cette position chez les femmes primipares exige souvent l'emploi du forceps : son application se fait comme dans le cas précédent; seulement, comme le front est en rapport avec la symphyse des pubis, lorsqu'il s'agit de dégager la tête, il faut tirer de bas en haut, et d'arrière en avant, en portant les manches du forceps vers le ventre de la femme, afin de faire remonter le front derrière les pubis, pendant que l'occiput parcourt la concavité du sacrum, du coccix et du périnée; lorsque l'occiput est arrivé à la vulve, on abaisse les manches de l'instrument pour dégager successivement le front, le nez, le menton, de dessous l'arcade des pubis. Dans ce cas, on doit presque toujours s'attendre à une déchirure du périnée; aussi doit-on agir avec beaucoup de lenteur et de modération.

Cet ouvrage ayant été destiné par son auteur à l'instruction des sages-femmes, nous croyons devoir nous dispenser d'exposer les règles à suivre pour l'application du forceps, dans les positions occipito-cotyloïdiennes gauche et droite, dans la présentation de la face, dans les cas où la tête est encore au-dessus du détroit abdominal, dans ceux où la tête est retenue dans les organes maternels après l'issue du tronc, 1° parce que ces différens cas sont rares, 2° parce que l'emploi de l'instrument dans ces circonstances offre des difficultés qui exigent une main plus forte, et surtout plus exercée que ne l'est ordinairement celle d'une simple sage-femme.

§ IV. *Du Spéculum.*

Le spéculum est une espèce de tube métallique, de forme conique, long d'environ sept pouces, dont le volume est adapté aux dimensions du vagin, et qui présente deux extrémités. La plus petite, libre, à bords mousses, est celle qu'on introduit dans la vulve, elle sert à écarter les parois du vagin, et à recevoir le col de l'utérus. La seconde, plus évasée, est terminée par une espèce de languette, de queue ou de support, qui sert à maintenir le spéculum au-dehors; un grand nombre de modifications ont été apportées au spéculum; la plus importante est sa division en valves, dont l'idée première appartient à une haute antiquité. M. Brierre de Boismont a vu dans le palais des études, à Naples, deux spéculum trouvés à Pompéia, dont l'un est à deux, et l'autre à trois valves.

Le spéculum sert à faire connoître l'état du vagin et du col de l'utérus, leur coloration, les ulcérations et les diverses altérations desquelles ils peuvent être le siége.

Dans l'application de cet instrument, voici les règles qu'il convient de suivre. On commence par le tremper dans l'eau tiède, pour le mettre à la température du corps de la femme, et on l'enduit d'un corps gras. La malade est ensuite placée en travers sur son lit, les tubérosités ischiatiques au niveau du bord, les pieds posés sur deux chaises, le corps renversé sur des oreillers qui la soutiennent, et les mains croisées sur sa tête. Le chirurgien se place entre les jambes de la malade, et commence par toucher, pour s'assurer de la position, de la forme, de la sensibilité, en un mot, de l'état du col. Avec deux doigts de la main gauche, il écarte les grandes lèvres, de la main droite il prend le spéculum par le manche ou la queue. Il présente l'extrémité libre de l'instrument à la vulve, la queue ou support tourné vers l'anus; il l'introduit ensuite suivant une ligne qui iroit du centre de l'orifice vaginal à la partie inférieure du coccix : quand l'instrument a pénétré à un pouce de profondeur, il lui fait exécuter un mouvement de bascule qui le ramène dans la direction de l'axe du détroit périnéal. Pour faciliter l'introduction du spéculum, on peut y adapter un enbout.

Dès que le spéculum a franchi l'orifice vulvaire, on cesse d'écarter les grandes lèvres, pour éviter les tiraillemens; on doit le faire pénétrer lentement, en le tournant légèrement sur son axe, et en lui imprimant un mouvement qui ramène la queue ou le manche au devant du pénil. En poussant l'instrument, les parois du vagin qui tendent à s'engager dans le bout supérieur, s'écartent en formant un bourrelet à ouverture centrale. Plusieurs fois ce bourrelet a été pris pour le museau de tanche, mais avec de l'attention on évitera facilement cette erreur.

Le col de l'utérus n'est pas toujours accessible au spéculum. Le plus ordinairement il s'engage complètement dans le bout supérieur, mais il est quelquefois tellement incliné en arrière, qu'on n'aperçoit que sa lèvre antérieure; il faut alors retirer un peu le spéculum, puis déprimer la paroi postérieure du vagin, et engager la malade à pousser en bas.

Lorsque le spéculum est en place, on examine l'état du col, sa couleur et la nature de l'écoulement; on l'absterge ensuite avec un petit pinceau de charpie. On s'assure s'il n'y a pas d'ulcération. Plusieurs praticiens se servent pour cet examen de la lumière d'une bougie ou d'une lampe; la lumière naturelle nous paroît préférable quand on peut l'employer. Il y a des femmes dont le vagin est très-étroit, et chez lesquelles il faut se servir d'instrumens très-petits. On fabrique des spéculum *pleins* ou d'un seul morceau, d'autres divisés en deux ou quatre valves, qu'on peut réunir ou écarter à volonté, on les nomme *spéculum brisés*. Enfin, on en fait à trois valves et à recouvrement, qui ont les avantages des deux autres, sans en avoir les inconvéniens.

Le spéculum brisé a l'inconvénient de laisser la membrane muqueuse du vagin s'engager entre les valves et de la pincer; quoique son introduction soit moins douloureuse, il ne sauroit convenir lorsqu'il faut cautériser le col, parce que le caustique pourroit intéresser d'autres parties que celles qui sont malades.

L'introduction de cet instrument n'est pas toujours sans inconvéniens. Plusieurs femmes en éprouvent des douleurs, des coliques dans le bas-ventre, quelques-unes ont des mouvemens nerveux très-prononcés. Aussi convient-il souvent de recourir à l'usage d'un grand bain; des injections avec de l'eau tiède; car les coliques succèdent quelquefois à l'emploi de l'eau froide; des cataplasmes émolliens sur le ventre. La saignée générale est quelquefois nécessaire; l'emploi de cet instrument est si désagréable, a quelque chose de si répugnant pour les femmes, qu'on ne doit s'en servir qu'avec infiniment de réserve.

EXPLICATION DE LA PLANCHE XXXI.

FIGURE I (*Forceps modifié et adopté par M. Moreau*).

1. Branche mâle ou à pivot.
2. Branche femelle ou à mortoise.
A. Cuiller de la branche mâle.
B. Cuiller de la branche femelle.
C. Pivot.
3. Manche de la branche mâle.
4. Manche de la branche femelle.
D. Olive à vis, qui forme un crochet-mousse et en se démontant, un crochet aigu.
E. Crochet angulaire, formant gaîne à vis pour cacher le perce-crâne.

FIGURE II.

Clef pour serrer le pivot C, et desserrer les crochets D, E.

FIGURE III (*Compas d'épaisseur de Baudelocque*).

AA. Les branches du compas.
b. La charnière qui unit les deux branches.
cc. Boutons lenticulaires, qui terminent les branches.
d. Echelle graduée de l'étendue de 11 pouces, destinée à faire connoître l'épaisseur du corps, prise entre les branches.
e. Lieu où cette échelle est unie par une espèce de charnière.
f. Vis de pression, destinée à fixer l'échelle graduée.

FIGURE IV (*Spéculum*).

A. Bout supérieur ou utérin.

B. Bout inférieur ou vulvaire.

C. Manche du spéculum.

CHAPITRE II.

DE LA SAIGNÉE.

§ I. *De la saignée du bras.*

D. *Qu'est-ce que la saignée?*

R. La saignée est une opération par laquelle on extrait de la veine (1) une quantité plus ou moins considérable de sang.

D. *Dans quelles circonstances a-t-on recours à la saignée?*

R. Ces circonstances sont nombreuses : on saigne les femmes grosses toutes les fois qu'il y a pléthore, ou menace de congestion vers un organe important à la vie, quel que soit d'ailleurs le terme de la grossesse. Ainsi on doit les saigner lorsqu'elles éprouvent des douleurs, des pesanteurs de tête, de la somnolence, de l'engourdissement dans les membres, de l'oppression, de la gêne dans la respiration, une toux opiniâtre et déchirante, une expectoration sanguinolente, des saignemens de nez fréquens, des chaleurs, des démangeaisons à la peau, aux pieds et aux mains, lorsque le travail est très-long, dans quelques cas de pertes, de convulsions, etc.

(1) Il ne sauroit être question ici de la saignée pratiquée sur les artères, et que l'on appelle *artériotomie*; celle qui se fait sur les veines a été nommée *phlébotomie*.

D. *Quelles sont les connoissances anatomiques qu'il importe d'avoir pour pratiquer la saignée?*

R. L'expérience des hôpitaux apprend que la saignée exige des connoissances anatomiques positives. En effet il n'est pas d'année qu'on ne voie à la consultation de l'Hôtel-Dieu, des individus affectés d'anévrisme de l'artère brachiale au pli du bras, par suite de saignées mal faites.

Un pareil accident n'est point à redouter, lorsqu'on a une connoissance précise de la disposition des veines du bras et de leurs rapports avec l'artère. Lorsqu'on examine le pli du bras, sur un adulte pourvu d'un embonpoint médiocre et chez lequel la peau est fine et blanche, voici l'ordre dans lequel ces vaisseaux s'offrent le plus ordinairement :

De dehors en dedans et de haut en bas; 1° la radiale antérieure ou céphalique de l'avant-bras; 2° la grande céphalique; 3° la céphalique médiane; 4° la médiane commune; 5° la basilique médiane; 6° les cubitales antérieures ou basiliques de l'avant-bras; 7° les cubitales postérieures.

Cette disposition est sans doute la plus commune, mais il faut avouer qu'il y a beaucoup de variétés sous le rapport du volume, du nombre et de la profondeur plus ou moins considérables de ces parties.

La *radiale* antérieure ou céphalique de l'avant-bras, qui est la plus externe des veines, peut être saignée sans danger. Il en est de même de la *grande céphalique* ou *céphalique médiane*, à l'exception du milieu de son trajet, où l'on pourroit intéresser le tronc principal des nerfs musculo-cutanés.

La *basilique médiane* exige une attention toute particulière. C'est la plus grosse et la plus constante des veines de cette région. Elle monte le long du bord interne du tendon du biceps et de l'artère brachiale, dont elle est séparée par une lame aponévrotique; tantôt elle croise très-obliquement l'artère, tantôt elle la suit parallèlement dans l'étendue d'un pouce, et est immédiatement appliquée au-devant, quelques filets du nerf cutané interne entourent la veine. Les rapports de ces deux vaisseaux démontrent combien une incision un peu profonde peut être dangereuse sur presque tout le trajet de cette veine médiane basilique.

La *médiane commune* ne présente point ces dangers; il y a cependant quelques observations à faire : lorsqu'elle est située sur l'interstice qui sépare le muscle rond pronateur, du long supinateur, il faut craindre de blesser quelques filets nerveux du nerf médian, et, ce qui est beaucoup plus grave, l'artère qui est au-dessous de l'aponévrose. Aussi donne-t-on le précepte de ne pas la saigner à sa partie supérieure, et mieux encore de ne l'ouvrir que lorsqu'elle est située en dedans ou en dehors de cet interstice.

Les cubitales antérieures ou basiliques de l'avant-bras, les plus internes de veines du pli du bras, peuvent encore être choisies pour l'opération de la saignée; mais elles sont tellement entourées des filets nerveux du nerf cutané interne, qu'on leur donne rarement la préférence.

En résumé toutes les veines du pli du bras peuvent être ouvertes, en exceptant toutefois la basilique médiane, et encore faut-il reconnoître que cette dernière peut être saignée en bas et en mettant le bras dans une pronation forcée. Il ne faut pas perdre de vue que ces diverses branches veineuses étant plus ou moins entourées de filets nerveux, il est impossible de ne pas en léser dans quelques circonstances.

D. *Quel est le lieu d'élection pour la saignée des bras?*

R. On doit en général choisir la veine céphalique médiane, à sa partie supérieure, et après elle la grande céphalique, la radiale antérieure ou céphalique de l'avant-bras; ces veines d'ailleurs ne présentent que peu ou point de filets nerveux, tandis que les autres en sont entourées en nombre plus ou moins considérable.

D. *Quelles sont les précautions à prendre avant de pratiquer la saignée?*

R. La plus importante, la seule réellement indispensable, c'est de ne point faire cette opération avant d'avoir reconnu la situation de l'artère par ses battemens. Dupuytren donnoit le conseil de ne jamais ouvrir la veine qui est placée au-devant de ce vaisseau; il disoit qu'il falloit toujours choisir les autres veines, faisant néanmoins observer qu'elles sont quelquefois difficiles à trouver, et qu'elles ne fournissent pas toujours autant de sang qu'on le voudroit, mais que ces inconvéniens étoient bien légers en comparaison de ceux qui pouvoient résulter de l'ouverture de l'artère.

D. *En quoi consiste l'appareil nécessaire pour la saignée ?*

R. En une bande de laine, longue d'une aune, large de deux travers de doigts environ, une lancette, un vase pour recevoir le sang (nous désirerions qu'il fût gradué), deux compresses, une bande de toile roulée, un petit morceau de taffetas dit d'Angleterre et de l'eau fraîche. Il faut joindre à cet appareil un drap ou des serviettes, pour éviter la malpropreté, du vinaigre ou un flacon d'eau de Cologne, et deux bougies allumées si le local est obscur.

On employoit autrefois trois espèces de lancettes ; celles dites à *grain d'orge*, obtuses, dont la pointe forme un angle de 50°, conviennent lorsque la veine est superficielle et qu'on veut donner une large issue au sang. Les lancettes à *grain d'avoine*, plus effilées, dont la pointe forme un angle de 35 à 40°, servent lorsque les veines sont profondes ; c'est quand on se sert de cette espèce de lancette, qu'on est surtout obligé après la ponction de la veine, de ne pas négliger le temps dit d'élévation, c'est-à-dire, de relever le manche de l'instrument pour élargir l'ouverture. La troisième espèce de lancette ou à *langue de serpent*, beaucoup plus effilée encore, est d'un usage très-rare.

D. *Quelles sont les dispositions générales à prendre pour pratiquer la saignée ?*

R. Beaucoup de personnes ont peur de la saignée ; il faut calmer leurs inquiétudes en leur démontrant que cette opération n'est pas plus douloureuse qu'une piqûre d'épingle ou de sangsue. Quand la veine est suffisamment gonflée, on détourne l'attention de la personne par des questions étrangères à l'opération, on profite du moment où elle est distraite pour piquer la veine.

Les femmes sont très-sujettes à se trouver mal pendant ou après la saignée; aussi convient-il, lorsqu'on a affaire à une personne délicate, impressionnable, de la faire coucher horizontalement sur le lit ou sur un canapé. Dans le plus grand nombre de cas, la femme est assise sur une chaise.

La saignée doit être faite à jeun, quatre ou cinq heures après le repas; sans cette précaution, on exposeroit la malade aux accidens d'une indigestion. Lorsqu'on a mis la malade dans la position convenable, on s'assure que le corps n'est point gêné par un corset ou des vêtemens trop serrés, puis on découvre le bras que l'on veut saigner, en relevant le manche à plusieurs pouces au-dessus du pli du bras; en ayant soin qu'elle ne fasse pas ligature, car il arrive souvent que cette cause entretient l'écoulement du sang, lors même qu'on a enlevé la bande.

Le bras mis à nu, on cherche la veine la plus superficielle, la plus volumineuse, la moins roulante et la mieux isolée de l'artère brachiale. Après s'être assuré qu'il n'existe pas une autre branche artérielle sous la veine qu'on a l'intention de piquer, comme celà arrive quelquefois lorsque la brachiale se divise en deux branches au-dessus du pli du bras, on place la bande.

Les uns veulent qu'on applique la bande à trois pouces au-dessus du pli du bras, d'autres seulement à un pouce. Si l'on reconnoît que les vaisseaux sont trop enfoncés, ce qui arrive souvent chez les personnes grasses, on placera la ligature à trois travers de doigt au-dessus du pli du bras; s'ils sont apparens et roulans, on la mettra plus bas. Si, malgré ces précautions, on ne peut rendre le vaisseau sensible, le plus sûr moyen, est de plonger le bras dans un vase oblong, à moitié rempli d'eau chaude.

Quand on veut ouvrir la salvatelle qui est sur la main, ou quelqu'autre veine du poignet, du pouce, on se sert d'un petit sceau de fayence, dans lequel on plonge le poignet jusqu'à la moitié de l'avant-bras. Dans ce cas, outre la ligature ordinaire on en place une seconde à trois ou quatre travers de doigt au-dessus du poignet.

Après avoir appliqué la ligature, si la veine est apparente ou assez sensible au toucher, il faut se hâter de la piquer, car il arrive dans quelques circonstances qu'elle se vide rapidement, et qu'on est obligé d'attendre un temps plus ou moins long pour qu'elle se gonfle de nouveau.

La bande doit être appliquée à plat par son plein sur la partie antérieure du bras, le chef qui répond au côté interne doit être plus long que l'externe, parce qu'il doit servir à former le nœud coulant. Après avoir fait faire deux tours à la bande, on en ramène les chefs sur la partie externe du bras, et l'on fait la rosette dont les bouts restent pendans. La pression exercée par la bande doit être assez forte pour faire gonfler la veine, mais elle ne doit pas intercepter le cours du sang dans les artères et suspendre le pouls.

Ceci posé, on laisse quelques instans le bras demi-fléchi, et on engage la malade à tourner dans sa main un corps étranger quelconque.

On ouvre alors la lancette dont on place l'extrémité de la châsse entre les dents, la lame formant avec elle un angle droit, ou un peu obtus, le talon tourné du côté de la main qui doit opérer, car il faut se servir de la main droite pour saigner le bras droit, et de la main gauche pour saigner le bras gauche.

Lorsqu'on n'est pas ambidextre, on conseille de ne saigner que le bras droit ; cependant il n'est pas impossible de se servir de la main droite pour saigner au bras gauche.

Dès que la veine choisie est suffisamment remplie, on étend le bras ; après avoir fait quelques frictions sur l'avant-bras pour faire remonter le sang, l'opérateur fixe la veine en plaçant, sur son trajet et un peu au-dessous du lieu où la piqûre doit être faite, le pouce de sa main gauche, si c'est au bras droit qu'il saigne ; et réciproquement si c'est le bras gauche ; saisissant alors la lancette avec la main droite, et plaçant le talon de l'instrument entre le pouce et l'indicateur demi-fléchis, les autres doigts étendus et appuyés sur la face antérieure de l'avant-bras, il enfonce la lancette, jusqu'à ce qu'il voie paroître sur les côtés de la lame, une petite gouttelette de sang, et si l'ouverture n'est pas assez grande, il relève la main du côté opposé, et il agrandit l'incision. Il y a encore un signe qui fait connoître si la veine a été ouverte ; c'est la sensation d'une résistance vaincue qu'il est difficile de décrire, mais qui annonce qu'un tissu élastique, d'abord, résistant devant la pointe de la lancette, a cédé. L'incision faite à la veine doit en général être oblique de bas en haut et de dedans en dehors. D'après ce qui vient d'être dit, on voit qu'il y a dans cette opération deux temps, celui de *ponction*, et celui *d'élévation*. Quand la lancette pénètre dans les tissus, elle coupe avec ses deux tranchans; quand elle en sort, elle ne coupe qu'avec son tranchant supérieur.

La situation de la veine modifie le procédé opératoire; si elle est profonde, il faut enfoncer l'instrument presque perpendiculairement, et ouvrir largement la veine; par là on évite les thrombus.

Dans l'immense majorité des cas, quand la saignée est bien faite, le sang sort de la veine en arcade et par un jet continu, au moins dans les premiers instans. S'il arrive qu'il sorte par saccades, cela peut tenir à ce que la veine est immédiatement placée sur l'artère, et à ce que ce vaisseau a été ouvert; si malheureusement cet accident est arrivé, le sang jaillit avec force et au loin; sa couleur est rutilante, il sort par bonds saccadés, et s'élance quelquefois à la distance de cinq et six pieds. En général le jet veineux s'étend beaucoup moins loin, sa couleur est plus brune ou rouge foncé, il se coagule plus lentement. Voici une disposition qui a été signalée par Dupuytren, et qu'il importe de bien connaître : chez quelques sujets l'artère en impose tellement par sa situation superficielle, son volume, le reflet de sa couleur à travers la peau, le soulèvement de celle-ci, qu'on pourroit croire que c'est une veine très-favorablement placée; on évitera l'erreur en portant le doigt sur le vaisseau, car on sentira aussitôt des pulsations. Dans un cas de ce genre, la veine étoit située un peu plus profondément sur les côtés de l'artère.

Tandis que le sang coule, on recommande à la malade de tourner entre ses doigts un lancetier, un étui, un corps quelconque, pour favoriser le passage du liquide des veines profondes dans les veines superficielles.

D'autres fois le sang ne sort qu'en bavant, en quelque sorte goutte à goutte ; il coule mal; cela peut tenir à une trop forte constriction du bras, à la mollesse, à la flaccidité de la peau, au défaut de parallélisme entre l'ouverture de la peau et celle de la veine.

La quantité de sang à tirer dépend d'une foule de circonstances qui résultent de la gravité du mal, de la nature des organes affectés, de la constitution du sujet. Elle peut être comprise entre trois onces et une livre, une livre et demie.

Quand on a tiré la quantité de sang nécessaire, on met le pouce sur le trajet de la veine et au-dessous de la plaie, on enlève la bande, on fait plier l'avant-bras sur le bras, et l'on attend ainsi quelques instans. Le plus ordinairement le sang cesse de couler, quelquefois il s'échappe malgré cette compression, ce qui dépend d'une constriction exercée supérieurement par les vêtemens du malade, ou de ce que la veine reçoit une branche anastomotique à peu de distance au-dessus de l'ouverture. On lave ensuite la plaie et le bras avec de l'eau tiède, on place sur la piqûre une simple compresse; on maintient l'appareil par une bande disposée en 8 de chiffre; quelques personnes trempent la compresse dans l'eau salée, ce qui est inutile. Il convient de soutenir l'avant-bras ployé à angle droit, au moyen d'une cravate ou d'un ruban, placé en écharpe.

Il est prudent de faire garder la position horizontale pendant une heure ou deux après la saignée, et d'engager la malade à s'abstenir de tout mouvement considérable pendant la journée.

On peut être dans la nécessité d'ouvrir une seconde fois la veine dans les 24 heures; dans ce cas, il convient de placer un corps gras sur la piqûre pour prévenir une réunion trop prompte des bords de la petite plaie. Quand on veut faire repartir la saignée, on applique la ligature dans le lieu ordinaire, et plaçant le pouce de la main gauche sur la plaie, on fait des frictions avec la main droite sur la face antérieure de l'avant-bras; lorsque la veine est suffisamment gonflée, on lève brusquement le pouce, et le sang jaillit aussitôt. Si ce moyen ne réussit pas, et que la plaie soit en partie cicatrisée, on place sur l'avant-bras de la malade, deux doigts, l'indicateur et le médius d'une main, parallèlement à la direction de la plaie, de telle sorte que celle-ci se trouve logée dans leur écartement; on frappe ensuite brusquement avec l'autre main sur ces doigts, la cicatrice se rompt et le sang part, ou bien enfin, on fait une seconde incision au-dessous et à quelque distance de la première.

D. *Est-il toujours facile de pratiquer la saignée?*

R. Nous ne pouvons mieux répondre à cette question qu'en citant textuellement les paroles de Dupuytren : « On croit généralement que »la saignée est une opération trop simple pour »mériter une attention spéciale. Cette manière »de voir est le résultat de l'espèce de mépris »dans lequel est tombée la chirurgie minis»trante. Telle est la cause des accidens dont »nous avons été si souvent témoin depuis douze »à quinze ans. »

La pratique, en effet, apprend que la saignée est une opération qui présente souvent d'assez grandes difficultés.

D. *Quelles sont les difficultés qui accompagnent la saignée?*

R. Les principales résultent de la profondeur, la mobilité, la petitesse de la veine, de son accolement à l'artère, au tendon du biceps, du grand nombre de cicatrices, de la pusillanimité des malades.

Chez les personnes chargées d'embonpoint, les veines peuvent n'être pas apparentes; situées profondément, elles échappent à la vue; cependant on peut souvent les reconnoître au toucher par la sensation d'un corps cylindrique renitent, qui se gonfle et repousse le doigt, lorsqu'on exerce des frictions de bas en haut sur le membre. Dans ce cas on conseille de plonger le membre dans un bain chaud ; ce moyen, bon pour la saignée du pied, offre ici moins d'avantages, parce qu'il fait gonfler le tissu cellulaire et rougir la peau, ce qui masque encore le trajet du vaisseau.

La veine est quelquefois tellement roulante qu'elle fuit devant la lancette et échappe à son action. Cette disposition se rencontre surtout chez les individus maigres, dont la peau est molle et le tissu cellulaire sous-jacent très-lâche; on remédie à cet inconvénient en plaçant le pouce sur le trajet de la veine, et en faisant l'incision parallellement à l'axe du vaisseau. Si les veines étoient trop petites, il faudroit les diviser en travers.

Lorsque la veine est couverte de cicatrices, il faut la piquer au-dessous; quoiqu'on obtienne du sang en ouvrant le vaisseau au-dessus et même sur le trajet des cicatrices; il faut avouer que les cicatrices multipliées rétrécissent quelquefois le calibre du vaisseau, et que le sang ne sort pas alors avec autant de facilité que quand on pratique l'incision au-dessous. Il est donc convenable, lorsqu'on pratique la saignée sur une femme, de commencer par ouvrir la veine le plus haut possible, puis de descendre toujours, en plaçant les ouvertures près les unes des autres.

La pusillanimité et l'indocilité des malades apportent quelquefois de grands obstacles à la réussite de l'opération; il faut alors de la fermeté, de l'adresse et de la promptitude dans l'action de la main, et surtout profiter du moment où l'attention du malade est détournée, pour pratiquer l'ouverture de la veine.

Enfin la veine peut être accolée au tendon de biceps ou placée immédiatement sur le trajet du l'artère. Dans le premier cas, on porte le bra- dans une forte pronation; dans le second, lorsque cette veine est seule apparente, on l'incise en enfonçant la lancette presque horizontalement, et on agrandit la plaie en soulevant la veine et la peau. M. Malgaigne propose une lancette particulière, à grain d'avoine, dont un des bords ne coupe pas; on pique la veine horizontalement, comme il vient d'être dit, en tenant le bord mousse tourné du côté de l'artère; mais il vaut mieux attaquer une autre veine, et inciser celles de l'avant-bras.

D. *Quelles sont les causes qui s'opposent à l'écoulement du sang ?*

Il arrive quelquefois, et surtout lorsqu'on saigne pour la première fois, qu'après l'incision le sang ne coule pas; ce qui peut tenir à ce que le vaisseau n'a point été ouvert, parce qu'il a fui devant l'instrument; ou parce que la lancette n'a pas été assez enfoncée; c'est ce qu'on nomme vulgairement faire une *saignée blanche*; il faut alors chercher la veine au fond de la plaie, l'ouvrir en réintroduisant la lancette, et autant que possible, sans faire une seconde piqûre à la peau, en ayant soin de fixer préalablement la veine avec le pouce. D'autres fois le sang coule avec peu d'abondance, parce qu'on a fait une ouverture trop petite. Il faut encore se comporter comme dans le cas précédent.

La difficulté que le sang éprouve à couler, peut dépendre de la présence d'un flocon graisseux, qui quelquefois vient s'interposer entre les lèvres de la plaie; dans ce cas on doit le refouler avec un stylet, ou mieux encore, l'exciser à l'aide de ciseaux bien tranchans.

Le sang, après avoir coulé pendant quelque

temps, peut s'arrêter ou couler médiocrement ; ce qui peut être le résultat de différentes circonstances ; 1° du défaut de parallélisme entre l'incision de la peau et de celle de la veine, par suite d'un changement dans la direction du bras. 2° Du déplacement de la ligature. 3° Du degré de constriction qu'elle exerce. Dans les deux premiers cas, il faut rétablir les choses comme elles étoient d'abord, ce qui n'a quelquefois lieu qu'après des tâtonnemens. On enlève la bande dans le dernier cas, et on l'applique plus convenablement ; c'est lorsque la ligature a été peu serrée, que le sang coule en bavant. Les vêtemens relevés au-dessus du coude, les manches du corset, forment quelquefois une seconde ligature ; il faut faire cesser cet obstacle.

Il n'est pas très-rare de voir le jet du sang s'arrêter sans cause connue ; il suffit ordinairement pour le faire repartir de donner avec le bout des doigts de petits coups secs sur le trajet de la veine, ou de frictionner l'avant-bras de bas en haut.

D. *Quels sont les accidens qui peuvent résulter de la saignée ?*

R. Ces accidens sont : le thrombus, la syncope, la piqûre des nerfs, celle de l'artère, le phlegmon, la phlébite ; la piqûre du tendon ou de l'aponévrose, la douleur, l'engourdissement du membre.

Le *thrombus* ou *ecchymose*, est une petite tumeur dure, violacée, qui se forme sous les tégumens autour de l'incision. Elle est due à la petitesse de l'ouverture, qui ne permettant pas au sang de sortir au dehors avec facilité, l'oblige à s'infiltrer dans le tissu cellulaire environnant. Le thrombus peut aussi résulter du défaut de parallélisme entre l'ouverture de la peau et celle de la veine; dans ce dernier cas, on prévient sa formation, on arrête son développement, en remettant les ouvertures dans des rapports convenables. Si la plaie est trop petite, il faut l'agrandir: cet accident n'a rien d'inquiétant, mais on doit prévenir les malades que le bras, par suite de l'extravasation du sang, deviendra noir, bleuâtre, puis jaune, avant de reprendre sa coloration naturelle. On facilite la résolution du sang épanché, en appliquant sur la tumeur un linge trempé dans une solution d'acétate de plomb ou de sel marin dans l'eau.

La *syncope* est fort commune chez les femmes, lors même qu'on n'a fait qu'une saignée modérée. Elle peut provenir de l'émotion qu'inspire à la malade la crainte de l'opération; elle peut être déterminée par la vue du sang, par la perte d'une grande quantité de ce liquide. Dans le premier cas, il suffit de la faire coucher horizontalement, de l'exposer à l'air frais, de lui jeter avec force quelques gouttes d'eau froide à la figure, en secouant les doigts mouillés comme si on vouloit donner des *chiquenaudes*. On peut encore lui faire respirer du vinaigre, de l'éther, de l'ammoniaque; mais lorsqu'on emploie ce dernier moyen, il faut passer rapidement le flacon sous le nez, dans la crainte de déterminer l'inflammation de la membrane muqueuse qui tapisse les voies aériennes. Les frictions sur la région du cœur sont aussi d'un grand secours ; si le sang coule encore, on doit se hâter de fermer la veine.

La *piqûre* de la basilique, des cubitales, et même des autres veines, peut intéresser quelquefois les filets nerveux, et déterminer une douleur très-vive. Il faut alors appliquer sur le siége du mal, des émolliens, des narcotiques.

La *lésion de l'artère brachiale* a été fréquemment observée, et il y a peu de temps encore que cet accident a été le sujet d'un procès.

Dupuytren disoit dans ses leçons orales : « Je » puis affirmer que depuis quinze ans il ne s'est » pas écoulé une année sans que j'aie été con» sulté au moins deux fois pour des cas de ce » genre. Des précautions bien simples suffiroient » cependant pour les prévenir ; il faudroit éta» blir en principe, 1° que cette opération (la » saignée) ne doit pas être pratiquée avant d'a» voir reconnu le lieu où se font sentir les bat» temens de l'artère ; 2° que la veine qui est » placée au-devant de ce vaisseau ne doit jamais » être ouverte ; 3° enfin qu'il faut toujours choi» sir les veines éloignées de l'artère. »

C'est en saignant la veine basilique que cet accident est surtout à craindre. Quand il a lieu, on le reconnoît aux signes suivans : le sang sort par deux jets, un rouge et un noir, ou bien par un seul jet de deux couleurs ; son mouvement est saccadé, isochrone à celui du pouls, et la force du jet très-grande, ainsi que nous l'avons déjà dit à la page 529. Si l'on comprime l'artère au-dessus de la plaie, le jet saccadé cesse ; il se reproduit avec plus d'intensité lorsqu'on arrête la circulation par une ligature au-dessous de l'incision. Dès qu'on a la certitude que l'artère est ouverte, il faut placer le bras dans la flexion, appliquer sur la plaie un linge renfermant une pièce de monnoie, par dessus plusieurs compresses formant une espèce de pyramide, maintenir l'appareil par un bandage en 8 de chiffre. Cette compression, qui a quelquefois guéri, permet d'attendre l'arrivée de l'homme de l'art. Les accidens causés par la piqûre de l'artère ne sont pas toujours immédiats, quelquefois ce n'est qu'au bout de quelques jours qu'on voit apparoître une tumeur sur le trajet du vaisseau. Quand on applique les doigts sur cette tumeur, on y reconnoît des battemens semblables à ceux du pouls; dans l'un et l'autre cas, mais dans le premier surtout, on doit se hâter d'appeler un chirurgien instruit et habile.

Le *phlegmon* est un accident assez grave de la saignée; il reconnoît pour cause des piqûres répétées, l'usage d'un instrument mal-propre ou mal acéré; et surtout un état maladif du sujet. Le phlegmon s'annonce par une douleur sourde, de la rougeur, un gonflement plus ou moins considérable, une sensation d'empâtement, d'engourdissement; dans quelques cas, la tuméfaction se borne aux environs de la piqûre; le phlegmon est alors circonscrit, ou bien il envahit le bras; c'est le phlegmon diffus. Il faut combattre cet accident dès son début, par des applications de sangsues, de cataplasmes émolliens, les bains; si l'engorgement gagnoit le bras, on ne devroit pas hésiter à appeler un chirurgien, car les suites du phlegmon sont quelquefois fort graves.

L'abcès qui se forme, doit dans quelques circonstances, être ouvert de bonne heure.

L'inflammation des veines, connue sous le nom de *phlébite*, fort heureusement est assez rare, car lorsqu'elle existe elle est souvent mortelle. Mais on confond souvent cette maladie avec l'inflammation de la la gaine celluleuse de la veine, qui est plus fréquente et beaucoup moins grave que la phlébite proprement dite, ainsi que nous avons eu bien des fois occasion de le constater, et de le faire observer à la maison d'accouchemens, tant sur le vivant que sur le cadavre. La phlébite s'annonce par une douleur vive qui se propage dans la direction du tronc veineux, par la rougeur du vaisseau, par l'espèce de corde noueuse, dure, qui se développe sur son trajet; ces différens signes sont presque toujours accompagnés d'une fièvre de mauvais caractère, promptement mortelle.

On combat la phlébite par des traînées de sangsues sur le trajet de la veine, par des applications émollientes et narcotiques, des bains, la compression du membre, la saignée générale faite sur l'autre bras, la diète et les boissons délayantes.

L'inflammation de la gaine celluleuse, s'annonce à-peu-près de même; seulement elle est plus limitée, la fièvre légère, après quelques jours de durée, des gouttelettes de pus sortent de la plaie, lorsqu'elle existe seule elle n'est jamais suivie de l'oblitération de la veine, ni de la mort du malade.

Parmi les accidens de la saignée on a encore rangé la douleur et l'engourdissement qui persistent quelquefois après l'opération, pendant un temps plus ou moins long; ces symptômes cèdent à l'emploi du repos, des émolliens, des narcotiques, et surtout aux frictions faites avec le laudanum de Sydenham. Il peut encore arriver qu'une demi-heure, une heure après l'application du bandage, le sang s'écoule au dehors; il faut toujours prévoir cet accident, et recommander à la malade, s'il avoit lieu, d'appliquer le pouce sur l'appareil, dans le lieu qui correspond à la piqûre, et de le comprimer fortement jusqu'à l'arrivée de la sage-femme ou du médecin. Cet accident tient ordinairement à ce que le bandage a été mal appliqué ou qu'il s'est dérangé, ou à une constriction trop forte de la part des vêtemens.

La cicatrisation de la plaie est assez souvent retardée, parce que les malades n'ont pas la précaution de tenir leur avant-bras dans la demi-flexion et le repos pendant vingt-quatre heures; une légère inflammation se déclare alors, et il se forme de la suppuration entre les lèvres de la plaie; le repos et les cataplasmes émolliens sont les moyens à employer; dans ce cas il faut quelquefois quinze jours, trois semaines pour que la guérison s'opère.

D. *Quelles sont les autres régions du corps où l'on pratique la saignée ?*

Le cou, l'avant-bras, le dos de la main, la région frontale, l'angle de l'œil, le bas de la jambe et surtout le pied, peuvent servir de lieu d'élection pour la saignée ; il ne sera parlé ici que de celle que l'on pratique sur cette dernière région.

§ II. *De la saignée du pied.*

Alphonse Le Roy a publié un ouvrage pour démontrer les avantages de cette saignée. Elle est d'un usage général en Espagne, très-négligée en France, à cause des difficultés plus grandes qu'elle présente dans son exécution; elle est utile dans une foule de cas. Des maux de tête violens ont été dissipés comme par enchantement à l'aide d'une saignée de pied; nous en avons surtout retiré de bons effets dans les attaques d'éclampsie ou de convulsions des femmes enceintes et en travail d'enfantement. Nous sommes surpris qu'on ne l'emploie pas plus fréquemment dans les hôpitaux.

La saignée du pied exige de l'habitude; en général les veines sur lesquelles on la pratique, sont placées plus profondément qu'au bras; elles sont plus denses, plus roulantes et difficiles à apercevoir; quelquefois elles contiennent peu de sang, lorsqu'on les ouvre il faut avoir bien soin de les fixer avec le pouce pour qu'elles n'échappent pas à la lancette.

D. *Quelles sont les veines qu'on saigne de préférence au pied?*

R. Ce sont les deux saphènes sur les faces interne et externe de l'articulation tibio-tarsienne.

La saphène interne, que l'on choisit presque toujours, parce qu'elle est plus apparente, est habituellement divisée en deux branches, l'une *antérieure*, plus superficielle, située sur la malléole interne, ou entre cette apophyse et le tendon du jambier antérieur; l'autre *postérieure*, placée entre la malléole et le bord interne du tendon d'Achille. La saignée doit être pratiquée sur la branche antérieure et superficielle.

La saphène externe se compose également de deux branches, dont l'une, plus considérable, passe à 4 lignes au-dessous de la malléole externe, en suivant le trajet du nerf saphène, et dont l'autre, plus faible, croise cette malléole, et va bientôt rejoindre la première.

D. *L'appareil opératoire diffère-t-il de celui qu'on emploie dans la saignée du bras?*

R. Il est entièrement semblable, mais il exige de plus un grand vase ou un sceau à moitié rempli d'eau tiède, un drap plié en plusieurs doubles, pour recevoir le pied mouillé de la malade et préserver les vêtemens de l'opérateur.

D. *Quelles règles doit-on suivre dans la saignée du pied?*

R. Le malade étant assis sur une chaise ou sur le bord de son lit, on fait plonger les deux jambes dans l'eau, le sang s'y porte avec plus d'abondance, distend les veines. On choisit la jambe dont les vaisseaux sont plus apparens, on l'entoure d'une ligature au-dessus des malléoles et au-dessous du mollet, on noue les extrémités de la bande sur le côté externe du membre.

On plonge de nouveau la jambe dans l'eau; jusqu'à ce que la veine soit suffisamment gonflée; on la retire ensuite de l'eau, on l'essuie, on place le pied sur un des genoux, garni d'un drap. L'opérateur, muni de sa lancette, incise obliquement le vaisseau dans une étendue de deux lignes environ au-devant et un peu au-dessus de la malléole. Il faut prendre garde de piquer l'os, car on pourroit briser la pointe de la lancette, et la laisser dans la plaie

Il arrive quelquefois qu'on ne pique pas la veine, soit parce qu'elle roule, soit parce qu'elle cède à l'instrument, et que ses parois s'appliquent l'une contre l'autre; pour prévenir cet inconvénient il faut prendre le vaisseau un peu en dessous, et l'ouvrir presqu'horizontalement.

Si le sang coule par jet, on le reçoit dans un vase; s'il sort en bavant, on remet la jambe dans l'eau, et on recommande à la malade de mouvoir son pied et ses orteils. Pour favoriser l'écoulement du sang, on peut encore placer la main sous la plante du pied, le soulever et comprimer les veines profondes. L'appréciation de la quantité de sang fourni par la veine n'est pas alors très-rigoureuse, car on ne peut l'évaluer que par la coloration de l'eau.

On ne doit pas, dans cette saignée, trop enfoncer le pied dans l'eau, car, le poids de la colonne de liquide pourroit affaisser les parois de la veine et s'opposer au libre écoulement du sang.

L'opération achevée, et la compresse posée, on laisse pendre sur le côté externe du pied, un des chefs de la bande, on conduit celle-ci sur le dos du pied, de dehors en dedans, puis sur la compresse et la face interne de la jambe; on croise de nouveau la face dorsale du pied, on suit son bord interne, sa plante, en formant un 8 de chiffre, et l'on termine sur le côté externe. Ce bandage est connu sous le nom de *Bandage en étrier.*

D. *La saignée du pied ne donne-t-elle pas lieu à des accidens ?*

R. Ils sont peu nombreux. On peut les réduire à la douleur qui résulte de la section de quelques filets nerveux, à l'inflammation et à la formation d'un petit abcès, lorsque la malade a marché trop tôt, ou quand l'opérateur a brisé sa lancette et en a laissé la pointe dans la périoste. Le repos, des applications émollientes et narcotiques suffisent pour combattre ces accidens.

EXPLICATION DE LA PLANCHE XXXII.

FIGURE I.—*Région superficielle du pli du bras.*

A. Saillie du deltoïde.
BB. La bande rouge.
C. Le nœud.
DD. La rosette.
EE. Les deux chefs.
F. Saillie du biceps.
GG. Bord externe de l'avant-bras.
HH. Bord interne de l'avant-bras.
I. Saillie musculeuse radiale de l'avant-bras.
LL. Saillie musculeuse cubitale ou interne de l'avant-bras.
C'. Grande veine céphalique.
B'. Grande veine basilique.
cc. Veine céphalique de l'avant-bras ou radiale antérieure.
mco. Veine médiane commune.
c.m. Veine céphalique médiane.
b.m. Veine basilique médiane.
bbbb. Veines basiliques de l'avant-bras ou veines cubitales antérieures.
aaaa. Anastomoses.

FIGURE II. — *Région profonde du pli du bras.*

A. Partie moyenne du bras.
B. Bord externe.
C. Bord interne du bras.
D. Bord interne de l'avant-bras.
E. Bord externe de l'avant-bras.
F. Apénevrose brachiale.
G. Muscle biceps.
H. Tendon du biceps.
I. Muscle long supinateur.
J. Muscle rond pronateur.
K. Masse musculaire.
LL. Artère brachiale.
1,1. Veine radiale antérieure ou céphalique de l'avant-bras.
2,2. Veines basiliques de l'avant-bras, ou cubitales antérieures.
3,3. Veines cubitales postérieures.
4,4. Veine médiane commune.
5. Veine communicante.
6. Veine céphalique médiane.
7. Veine basilique médiane.
8,8. Grande veine céphalique.
9. Grande veine basilique.
10.10. Veine basilique cutanée ou petite basilique.
11.11. Nerf cutané interne et ses divisions.
12.12. Nerf cutané externe et ses divisions.

EXPLICATION DE LA PLANCHE XXXIII.

Cette planche représente les régions superficielles et profondes de la face interne du pied et la partie inférieure de la jambe pour l'opération de la saignée.

FIGURE I. — *Région superficielle de la partie antérieure de la jambe et de la face interne du pied.*

A. B. C. Partie antérieure du pied.
D. E. Partie postérieure.
F. Plante du pied.
G. Talon.
H. Bande pour la ligature.
I. Malléole externe.
1. 1. 1. Tronc de la veine saphène.
2.2.2.2. Racines qui naissent autour de la malléole.
3.3.3. Racines de la saphène interne

qui naissent sur le dos du pied.

4. 4. 4. 4. Racines qui viennent de la plante du pied.

Toutes les veines sont gonflées par la ligature.

FIGURE II. — *Région profonde. L'aponévrose est enlevée de la partie antérieure de la jambe et de la face interne du pied.*

1. Veine saphène interne, à la partie moyenne de la jambe.

1' Branche collatérale qui double la saphène.

2. 2. Branches postérieures de la jambe parallèle à la saphène, et qui se continuent sur la cuisse.

3. Branche d'anastomose des deux grandes veines saphènes, interne et externe.

4. Artère tibiale postérieure.

5. Naissance de la saphène sur l'articulation tibio-tarsienne, où elle fait suite à la grande veine interne du pied.

6. Point de bifurcation de l'artère.

7. Grande veine interne du pied.

8. Arcade transversale, qu'elle forme sur le métatarse.

9. Branche qu'elle envoie au talon.

10. Artère plantaire externe.

11. Artère plantaire interne.

12. 12. Rameaux nombreux de la face externe du pied.

§ III. *Des Sangsues.*

D. *La saignée des veines est-elle la seule à laquelle on ait recours dans les maladies ?*

R. Non, on prescrit encore très-fréquemment les émissions sanguines locales, qu'on obtient par l'application des sangsues ou des ventouses scarifiées, dont l'action s'exerce principalement sur les vaisseaux capillaires.

D. *Dans quels cas conviennent plus spécialement les sangsues?*

R. Leur emploi est surtout indiqué dans les inflammations des membranes, tandis que la saignée générale convient plus spécialement dans celle des organes parenchymateux. Les sangsues sont surtout utiles dans les inflammations du péricarde, de la plèvre, de l'estomac, des intestins, etc. Elles sont encore employées pour rappeler les règles, le flux hémorrhoïdal, dégorger les tumeurs qui se forment aux environs de l'anus. Elles produisent de bons effets derrière les oreilles, dans les convulsions des enfans.

D. *Existe-t-il des lieux d'élection pour l'application des sangsues?*

Les sangsues peuvent être posées sur tous les points douloureux, mais il y a cependant quelques régions où on les place de préférence. Ainsi, on les applique derrière les oreilles dans les maladies du cerveau; sur le ventre, dans la péritonite; sur l'hypogastre, à la partie supérieure et interne des cuisses, à la marge de l'anus, dans la métrite et dans beaucoup d'autres affections.

D. *Quelles précautions doit-on prendre avant d'appliquer les sangsues?*

R. Lorsqu'on a choisi le lieu convenable, on le nettoie, on l'humecte avec du lait, de l'eau sucrée. Dans le plus grand nombre de cas, il suffit de le laver simplement avec de l'eau tiède.

Le choix des sangsues exige quelques précautions. Il faut les choisir vivaces, prendre celles qui ont une grosseur moyenne, les retirer de l'eau quelque temps avant leur emploi, pour les rendre plus avides; on doit ensuite les sécher, en les tenant quelques secondes dans un linge bien sec.

On garnit le lit d'une alaise ou drap ployé en plusieurs doubles, afin qu'il ne soit pas souillé de sang, on se munit de pinces, d'éponges, d'eau chaude et froide, et de plusieurs bassins.

D. *Comment doit-on procéder à l'application des sangsues?*

R. Si les sangsues sont en petit nombre, et qu'il faille les appliquer dans un lieu étroit ou dans le voisinage d'un organe qu'il importe de ne pas intéresser, on les introduit dans un verre étroit qu'on renverse sur le lieu désigné. Mais il arrive quelquefois que plusieurs d'entre elles restent au fond du vase; aussi conseille-t-on, dans ce cas, de les appliquer une à une, en les saisissant par le milieu du corps avec le pouce et l'indicateur. Ce procédé est long, fatigant, il ne convient guère que pour les gencives et les paupières.

Lorsque les sangsues doivent être appliquées en grand nombre, il est préférable de les envelopper dans une compresse de linge, qu'on renverse sur le lieu choisi et qu'on maintient avec la paume de la main jusqu'à ce qu'elles y soient fixées.

D. *Ces moyens sont-ils les seuls qu'on emploie pour poser les sangsues?*

R. Brewer, Delaroche, Lœrfler, ont vanté différens procédés, qui ne sont guère employés. M. Bourgery a proposé un instrument appelé porte-sangsues, dont la cavité peut contenir six à huit de ces annélides ; suivant lui, les sangsues les moins vivaces mordent dès qu'on les applique avec cet instrument. Brunninghausers a recommandé, lorsqu'on applique des sangsues à l'anus, de garnir cette ouverture d'une légère compresse, enduite d'huile.

D. *Doit-on favoriser la chute des sangsues, ou attendre qu'elles se détachent d'elles-mêmes?*

R. En général, lorsque les sangsues sont gorgées de sang, elles se détachent et tombent d'elles-mêmes, mais il n'en est pas toujours ainsi : il arrive quelquefois qu'elles restent une demi-heure et plus, ce qui est fort gênant pour le malade.

Dans ce cas on peut déterminer leur chute, en les saupoudrant de sel ou de tabac; mises en contact avec l'une de ces deux substances, elles exécutent des mouvemens rapides comme convulsifs, et tombent aussitôt.

Si les sangsues avoient pénétré dans le rectum, le pharynx, l'estomac, on auroit recours à l'usage d'une solution aqueuse de sel de cuisine. Le vin a quelquefois été employé avec succès, quand des sangsues s'étoient introduites dans les voies digestives.

D. *Quelles sont les précautions à prendre après la chûte des sangsues pour favoriser l'écoulement du sang?*

R. Lorsque les sangsues sont tombées, on lave les plaies avec de l'eau tiède, et on les couvre d'un large cataplasme émollient qu'on renouvelle plusieurs fois. Il est quelquefois

8.

utile d'exposer les parties à la vapeur de l'eau chaude, ou de placer le malade dans un bain de siége ou un grand bain.

La quantité de sang à obtenir varie suivant la constitution du sujet, la nature du mal. Quand on juge que le malade en a perdu suffisamment, qu'il pâlit, que ses forces s'affoiblissent, il faut suspendre l'écoulement.

D. *Que faut-il faire pour arrêter le sang?*

R. On couvre les piqûres d'agaric nitré ou aluné, mais dépourvu de son épiderme; ou bien on les saupoudre de colophane, de cendre de chiffons brûlés. Quelquefois on peut se servir de toiles d'araignée; mais pour assurer le succès de ces divers agens, on doit les fixer sur les plaies à l'aide d'une compression légère et d'un bandage appropriés; il faut donner au malade une position commode, lui recommander l'immobilité la plus complète. M. Solly a proposé, il y a quelques années, à l'Athénée de médecine de se servir d'une épingle de blanchisseuse, pour presser la portion de peau où se trouve la piqûre. C'est à tort que dans un ouvrage récent, on a attribué ce procédé à un autre médecin.

Lorsque les piqûres ne sont pas trop nombreuses, le meilleur moyen à employer, surtout chez les enfans, c'est la compression exercée avec le bout des doigts appliqués sur les plaies; après un quart-d'heure, une demi-heure, quelquefois beaucoup plus tôt, le sang cesse de couler.

Le docteur Ridolfo di Tacca a préconisé l'emploi d'une ventouse qui comprend toutes les piqûres saignantes; il la réapplique trois ou quatre fois, en épongeant la sérosité, sans toucher au caillot. Ce moyen ne nous inspire pas une grande confiance.

Lorsque, malgré toutes les précautions que nous venons d'indiquer, le sang continue à couler, et qu'il y a danger pour le malade, il faut cautériser les petites plaies, soit avec un métal incandescent, soit avec un caustique.

On se sert ordinairement d'un stylet de trousse rougi au feu, ou simplement à la flamme d'une bougie, d'une lampe, et on applique son extrémité sur la piqûre saignante. Quand on se sert d'un caustique, on accorde la préférence au nitrate d'argent. Mais pour que la cautérisation réussisse, elle exige quelques précautions. Il ne suffit pas d'appliquer plusieurs fois de suite le cylindre de nitrate d'argent sur la piqûre, comme nous l'avons vu faire bien des fois sans succès; de cette manière, on ne touche que l'épiderme, et le sang continue à couler; pour l'arrêter efficacement, il faut cautériser la morsure jusqu'au fond: voici le procédé simple et efficace que nous employons. Il faut, avec le pouce et l'indicateur d'une main, saisir la peau à côté de la piqûre, la soulever et la serrer entre les doigts, de cette manière la pression arrête le sang momentanément, la plaie triangulaire qui résulte de la morsure de la sangsue s'écarte, les bords se renversent en dehors, et la mettent à nu dans toute son étendue. On applique alors le nitrate d'argent qui la cautérise jusqu'au fond; on abandonne la peau et le sang ne coule plus. On agit de même pour chaque piqûre.

D. *Quels sont les accidens qui peuvent résulter de l'application des sangsues ?*

Ces accidens, sont l'hémorrhagie, l'inflammation des piqûres, l'erysipèle, les ulcérations, les abcès, les escarres; les fongosités, les accidens nerveux, l'introduction des sangsues dans une cavité viscérale, et la démangeaison.

L'hémorrhagie est un des accidens qui succèdent le plus fréquemment à l'application des sangsues, surtout chez les enfans. Nous avons vu un enfant de 15 jours, affecté d'un léger coriza, pour lequel la mère nous avoit demandé conseil; nous l'engageâmes à ne faire rien autre chose que de tenir son enfant chaudement; peu satisfaite de cet avis, elle fit appeler un autre médecin, qui, cédant probablement aux instances de la mère, ou croyant sans doute abréger la durée du mal, conseilla l'application d'une sangsue à la racine du nez, la sangsue appliquée, le sang coula avec abondance, l'enfant pâlit, on courut chez le médecin, qui n'étoit pas chez lui, puis chez le pharmacien, qui ne put se rendre maître du cours du sang, et le soir même l'enfant avoit cessé d'exister.

La piqûre des sangsues détermine quelquefois l'inflammation de la petite plaie, et par suite sa suppuration; pour prévenir cet accident, dès que le sang a cessé de couler, on a recommandé de laver les piqûres avec de l'eau à laquelle on ajoute un peu d'extrait de saturne; l'eau pure nous paroît remplir le même but. Lorsque l'inflammation s'est déclarée, il faut la combattre par des cataplasmes, des bains, des lotions émollientes.

Quelques personnes ont la peau si sensible que l'application d'un corps irritant quelconque, y détermine un érysipèle. Il est bon de connoître cette disposition pour ne pas attribuer à la mauvaise qualité des sangsues, ce qui n'est qu'un accident dépendant de l'organisation. La diète, le repos, les boissons raffraîchissantes, légèrement acidulées, quelques lotions émollientes, sont en général les moyens à employer; la durée moyenne de cette maladie est de 8 jours environ. S'il y avoit complication, on consulteroit un homme de l'art.

La formation d'escarres a été observée dans un petit nombre de cas; on l'attribue en général à la mauvaise qualité des sangsues; mais nous pensons qu'elle doit être rapportée plutôt à la nature de la maladie ou à l'organisation spéciale du sujet, qu'à toute autre cause. Quelle que soit la cause première de cet accident, on aura d'abord recours à des cataplasmes émolliens, puis à l'usage du styrax ou du digestif, jusqu'à la chute des escarres; on pansera ensuite la plaie avec de la charpie enduite de cérat, jusqu'à la cicatrisation.

Ces petites plaies deviennent quelquefois fongueuses; on détruit les fongosités par l'excision, la cautérisation avec l'alun calciné ou le nitrate d'argent fondu. Si les piqûres devenoient le siége d'une vive démangeaison, on les recouvriroit d'un cataplasme arrosé de laudanum.

Enfin il n'est pas rare d'observer chez les femmes des accidens nerveux après l'application de sangsues. Cet état peut tenir à plusieurs causes: il peut être dû à ce que l'émission sanguine ayant été trop peu abondante, irrite, agace toute l'économie, tandis qu'un plus grand nombre de sangsues eût procuré un véritable soulagement. Dans d'autres circonstances l'état nerveux dépend de la douleur déterminée par les piqûres, douleur qui peut durer fort long-temps. On arrête ces accidens, en faisant mettre la malade dans un bain immédiatement après la chute des sangsues, en recouvrant les parties d'un cataplasme émollient arrosé de laudanum. On est quelquefois même dans la nécessité d'administrer à l'intérieur une potion calmante.

Avant de terminer ce qui est relatif aux sangsues, nous devons dire que les mêmes sangsues peuvent-être réappliquées sans inconvénient; il suffit pour cela de les laisser digérer à leur aise dans de l'eau claire, qu'on a soin de renouveler tous les jours; si on en avoit un pressant besoin, avant de les mettre dans l'eau on les placeroit sur des cendres froides, moyen certain de les faire dégorger promptement.

CHAPITRE III.

De la vaccine.

D. *Qu'est-ce que la vaccine?*

R. La vaccine est le préservatif de la petite-vérole; c'est une maladie éruptive, pustuleuse, qui se communique par voie d'inoculation, c'est-à-dire, en introduisant sous l'épiderme un fluide particulier, primitivement recueilli dans des boutons qu'on observe quelquefois sur les trayons des vaches, et qu'on désigne, à cause de son mode de transmission et de son origine, sous le nom de *virus vaccin.*

D. *Y a-t-il plusieurs espèces de vaccines?*

R. On en distingue deux sortes, l'une *vraie*, préserve de la petite-vérole, l'autre *fausse*, n'en préserve pas. Cette différence suffit pour faire comprendre toute l'importance de cette distinction dans la pratique.

D. *Quels sont les caractères de la vraie vaccine?*

R. On reconnoît la *vraie* ou bonne vaccine aux signes suivans: dans les 48 heures qui suivent l'inoculation on ne voit rien, mais du 2ᵉ au 3ᵉ jour, ou au plus tard du 3ᵉ au 4ᵉ, on aperçoit un point rouge à la place de chaque piqûre; si on le touche, on sent une légère dureté, le lendemain de son apparition, ce noyau d'engorgement se prononce davantage, le bouton se dessine, il devient circulaire, prend la forme *ombiliquée*; le 5ᵉ jour, la teinte rouge s'éclaircit, un bourrelet entouré d'un cercle rouge se forme et s'élargit; — le 6ᵉ jour, le volume augmente, le bourrelet s'applatit et prend un aspect argenté; — le 7ᵉ, la matière contenue dans la pustule offre une teinte plus foncée, la couleur du cercle rouge devient plus vive, l'inflammation se propage au tissu cellulaire sous-cutané; — le 8ᵉ jour, le bourrelet circulaire est plus large, plus élevé, plus rempli de matière, une belle auréole se dessine; — le 9ᵉ, le bourrelet continue à s'élargir, l'auréole acquiert deux lignes de diamètre, la peau sur laquelle elle est développée est quelquefois très-tuméfiée (c'est la tumeur vaccinale). La surface paroît granulée et légèrement pointillée; sa chaleur est mordicante, le bras est pesant, le malade éprouve quelquefois des douleurs dans les ganglions axillaires; il existe souvent un mouvement fébrile.

Au 10e jour, le bouton vaccinal, qui dépasse d'une ou deux lignes le niveau de la peau, ressemble à une grosse lentille dont les bords sont élevés à pic; sa couleur est argentée ou perlée, elle est dure au toucher; pendant toute cette époque le fluide vaccin est renfermé dans une fausse membrane celluleuse.

Le 11.e jour la dessication commence, la dépression centrale prend l'aspect d'une croûte, le liquide contenu dans le bourrelet circulaire se trouble et devient opalin, l'auréole pâlit, et la tumeur se déprime; ce changement peut arriver dès le dixième jour; enfin, à dater de ce moment, le bouton se dessèche et se transforme en une croûte d'un jaune noirâtre, dure, qui tombe du vingt au vingt-cinquième jour, en laissant à nu une cicatrice profonde, parsemée de petits points semblables aux dépressions que l'on voit sur les gaufres.

Pour suppléer autant qu'il est possible, à l'inexactitude d'une description, nous renvoyons avec confiance à la gravure ci-jointe, qui, copiée fidèlement sur celle que M. Husson a publiée dans ses *Recherches historiques sur la vaccine*, représente avec exactitude, et jour par jour la marche du bouton de la vaccine (1).

D. *La vaccine suit-elle toujours une marche aussi régulière?*

R. Dans l'immense majorité des cas, la vaccine

(1) Voyez planche XXXIV.

suit la marche que nous venons d'indiquer, cependant, elle offre quelquefois des irrégularités; ainsi, il peut se faire que toutes les piqûres manquent leur effet, et que la vaccination soit nulle; d'autres fois une ou deux pustules seulement se développent. Mais il faut savoir qu'un seul bouton, dont la marche a été régulière et qui n'a pas été troublé dans son développement, suffit pour préserver de la variole. L'incubation peut n'être que de 2 jours, se prolonger jusqu'au 11ᵉ, 25ᵉ jour, et plus tard encore.

Les pustules peuvent être irrégulières, par la réunion de plusieurs boutons.

Des pustules vaccinales se montrent quelquefois sur différentes parties du corps, dans des lieux autres que ceux des piqûres. Chez les nègres et les mulâtres, l'auréole est peu marquée et les cicatrices sont rougeâtres.

D. *Faites connoître le caractère de la fausse vaccine.*

R. Cette éruption diffère essentiellement de la vraie ou bonne vaccine, et ne peut ni ne doit être confondue avec elle; 1°, en ce que le jour même, ou, au plus tard, le lendemain de l'inoculation, la piqûre s'enflamme, il se forme une vésicule conique ou hémi-sphérique, ou irrégulièrement déprimée, non ombiliquée. Ce n'est pas une véritable pustule, l'humeur qu'elle contient se trouble promptement, devient purulente, l'auréole est moins étendue, d'un rouge plus foncé que celle de la vaccine; la période inflammatoire est très-rapide, et l'on n'aperçoit ni tumeur ni induration circonscrites. La dessiccation se fait du troisième au huitième jour; les croûtes tombent peu après, elles ne laissent pas de cicatrices gauffrées, seulement des taches brunâtres à la peau, qui se dissipent en quelques mois.

Lorsqu'on examine la structure intérieure d'une pustule de fausse vaccine, on ne trouve qu'une seule cavité. Enfin, ce qu'on ne sauroit trop répéter, c'est qu'elle ne préserve pas de la variole.

D. *Quel est l'âge le plus favorable à la vaccination?*

R. Les relevés statistiques démontrent que la petite-vérole est infiniment rare de la naissance à six mois, tandis qu'elle sévit, au contraire, depuis cette époque jusqu'à cinq ans; d'où M. Bousquet conclut qu'il faut différer la vaccination jusqu'au troisième mois.

Nous pensons que la petite-vérole étant de tous les âges, il n'est jamais trop tôt, ni trop tard pour vacciner, et que quand on a des craintes on doit vacciner à tout âge. Quoique nous vaccinions en général de six semaines à trois mois, pour des raisons autres que celles qui ont été données par M. Bousquet, nous devons dire qu'il nous est arrivé de vacciner avec un plein succès, des enfans deux heures après leur naissance, et des vieillards à 78 et 80 ans.

D. *Doit-on vacciner à toutes les époques de l'année?*

R. Oui, mais en général, on regarde le printems et l'automne comme les saisons les plus favorables pour cette opération; les chaleurs excessives de l'été accélèrent la marche du bouton, et les froids rigoureux de l'hiver retardent son développement.

D. *Quelles sont les qualités d'un bon vaccin?*

R. Autant qu'il est possible, on doit choisir avec soin l'enfant qui fournit le vaccin; il est convenable qu'il soit bien constitué, bien portant, et né de parens sains; quels que soient l'âge, l'aspect, le développement des boutons, le vaccin est bon à inoculer toutes les fois qu'il est visqueux, transparent, qu'il s'échappe avec lenteur du bouton qui le fournit, qu'il se dessèche promptement à l'air. Il est moins bon quand il est très-liquide ou lactescent. L'époque la plus favorable pour recueillir le vaccin, est du 6ᵉ au 8ᵉ jour, parce qu'alors le virus est plus abondant, et qu'il jouit des qualités que nous lui avons assignées. Mais l'expérience nous a démontré depuis long-temps, que le fluide une fois sécrété jouissoit de la propriété de reproduire la vaccine, d'autant plus que le bouton étoit plus jeune, ou en d'autres termes, que l'énergie de reproduction du fluide vaccin est en raison inverse du développement du bouton. Quand on procède à la vaccination comme il va être dit, on doit avoir la précaution de ne pas trop épuiser les boutons, et d'en laisser au moins un ou deux intacts.

D. *Comment vaccine-t-on?*

R. A l'aide de divers procédés, dont les plus usités sont l'incision et la piqûre.

La piqûre est généralement employée en France. Tout instrument acéré peut servir pour la pratiquer; les lancettes effilées nous paroissent cependant mériter la préférence.

Lorsque le bouton de vaccin est tel qu'on le voit représenté (planche XXXIV, figures 6, 7, 8), on l'ouvre avec la pointe de la lancette, puis on recueille le fluide qui s'en écoule; l'instrument chargé, l'opérateur saisit d'une main le bras qu'il se propose de vacciner, tend fortement la peau, afin que les lèvres de la plaie, en revenant sur elles-mêmes, retiennent mieux le vaccin, de l'autre il introduit la pointe de la lancette à la profondeur d'une demi-ligne ou d'une ligne, obliquement et à plat sous l'épiderme; il relève ensuite le manche, pour que le fluide reste plus sûrement dans la plaie. Quelques personnes retournent plusieurs fois l'instrument sens dessus dessous, et le laissent ensuite quelques secondes en place; cette précaution, qui augmente la douleur, nous paroît inutile.

L'introduction oblique de la lancette a pour but de prévenir l'écoulement du sang; moins les piqûres saignent, et plus on est assuré du succès de la vaccination.

Lorsqu'on vaccine de bras à bras, la lancette étant bien chargée, il est inutile de la recharger à chaque piqûre, l'expérience ayant démontré qu'une très-petite quantité de vaccin suffisoit pour assurer le résultat.

D. *Combien faut-il faire de piqûres?*

R. Jenner n'en faisoit qu'une à chaque bras. On est maintenant dans l'usage d'en pratiquer successivement trois ou quatre à la partie externe et supérieure de chaque bras, en laissant un pouce d'intervalle entre chacune; on peut les disposer sur une ou deux lignes, en triangle, en losange, etc.

M. Eichkorn fait 15 à 16 piqûres, et recommence une nouvelle vaccination, dite d'épreuve, avec le vaccin récemment produit, ce qui nous paroît superflu.

Après l'opération, on doit attendre quelques minutes avant d'habiller l'enfant, dans la crainte que les vêtemens n'enlèvent le vaccin avant qu'il ne soit absorbé.

D. *Le bras est-t-il le seul endroit du corps où l'on pratique la vaccination?*

R. On peut la pratiquer sur toutes les parties du corps, à la partie interne des cuisses, des jambes; mais le bras est la région que l'on préfère en France.

D. *Quels sont les autres procédés suivis pour la vaccination ?*

R. Après la piqûre, l'incision est le procédé le plus généralement employé; c'est celui qu'on suit, dit-on, aux États-Unis.

L'incision se pratique de la manière suivante : on saisit avec la main gauche le bras de l'enfant, afin de tendre la peau de la partie supérieure et externe; avec la main droite, munie d'une lancette chargée de vaccin, on divise superficiellement et légèrement la peau dans l'étendue de 1 à 2 lignes environ.

Plusieurs praticiens pensent que l'incision est préférable pour les adultes, à raison de l'étendue qu'on peut lui donner, ce qui permet l'introduction d'une plus grande quantité de vaccin.

On peut encore introduire dans la plaie un fil imbibé de virus-vaccin, ou des croûtes vac-

9.

cinales pulvérisées; ces moyens, qu'on employoit autrefois, ne sont mis en usage aujourd'hui que dans les circonstances où, manquant de vaccin frais, il est urgent de vacciner.

Les vésicatoires ont aussi été employés comme moyen de vaccination, mais ils ont été promptement abandonnés; ces procédés sont moins certains que les deux premiers.

D. *Quels sont les moyens de transporter et de conserver le vaccin?*

R. Le meilleur moyen, est sans contredit, de conduire l'individu qni doit fournir le vaccin, dans le lieu où la vaccination doit se faire, et de vacciner de bras à bras; mais quand on est obligé de transporter le vaccin à de grandes distances, ou de le conserver pour en faire usage dans un temps éloigné, on peut le faire de différentes manières.

Les principaux moyens de conserver le vaccin sont les lancettes, les plaques et les tubes de verre, les fils, les croûtes des boutons.

Les *lancettes* conviennent lorsqu'on se propose de vacciner 12 ou 24 heures après avoir recueilli le fluide. Plus tard, l'oxidation de la lancette altère le vaccin et nuit à sa reproduction. Pour parer à cet inconvénient, nous nous sommes servi plusieurs fois avec succès, de lancettes faites avec un morceau d'os, d'ivoire ou de plume. Pour les sages-femmes qui habitent les campagnes, nous leur conseillons de tailler en forme de cure-dents, des plumes de volaille qu'elles trouveront partout en abondance, d'en imprégner les pointes avec le virus-vaccin, et lorsque celui-ci sera desséché, d'enfermer ces tuyaux de plume dans un étui, de telle sorte que les pointes éprouvent le moins de frottement possible, et à se servir de ces cure-dents comme elles le feroient d'une lancette.

Quand on recueille le vaccin sur la pointe d'une lancette, il faut le laisser sécher, puis entourer la lame de l'instrument près de sa châsse, avec un gros fil, de manière que celle-ci ne frotte pas contre la pointe. Un seul bouton fournit du vaccin pour six à huit lancettes. Lorsqu'on se sert de vaccin desséché sur une lancette d'acier, d'os, d'ivoire ou de plume, il est bon, au moment même de l'opération, de tremper légèrement la pointe de l'instrument dans un peu d'eau tiède; dans tous les cas, si on croit pouvoir se dispenser de cette précaution, il faut toujours laisser séjourner l'instrument quelques instans dans la plaie.

Les *plaques de verre*. Quand on veut se servir de ce moyen pour conserver le vaccin, on se munit de deux morceaux de verres à vitre, taillés en carrés d'égale dimension, très-propres et bien essuyés; on pose une de leurs faces sur le bouton de vaccin largement ouvert, lorsqu'elle s'est recouverte d'une quantité suffisante de fluide, on la laisse exposée à l'air quelques instans. Quand on juge que le vaccin a pris un peu de consistance, on applique l'une contre l'autre les deux surfaces recouvertes de vaccin, on lute les verres avec de la cire blanche, jaune, ou à cacheter, puis on les abrite autant que possible de l'action de la lumière, en enveloppant les plaques d'une feuille d'étain, comme on le fait en Angleterre, ou simplement en collant dessus un papier noir. Il faut encore conserver ces plaques dans un lieu sec, et pas trop chaud, comme le tiroir d'une commode ou d'un secrétaire. Pour faire usage du vaccin ainsi conservé, on commence par enlever avec précaution la substance qui a servi à luter les verres, en la raclant avec un couteau, puis on sépare les plaques, et on présente leur surface recouverte de vaccin desséché à la vapeur de l'eau chaude. Cette vapeur se condense, pénètre le vaccin, lui rend la quantité d'eau qu'il a perdu en se desséchant, et fait qu'on peut facilement le recueillir, le réunir en passant plusieurs fois sur la plaque de verre la pointe d'une lancette, qui, une fois chargée, sert à inoculer le vaccin, comme on le feroit de bras à bras.

Les *tubes capillaires* sont préférés par plusieurs médecins. Voici la manière de s'en servir : on prend le tube entre deux doigts, on l'approche par son extrémité la plus fine du bouton ouvert, et en vertu de la loi d'hydraulique, qui fait élever les liquides dans les tubes capillaires, le vaccin monte. Le tube rempli ou presque plein, on le ferme en approchant alternativement ses deux extrémités de la flamme d'une bougie.

M. Fiard a imaginé un petit tube de deux pouces de long, du diamètre d'un quart de ligne, ouvert à une de ses extrémités et terminé de l'autre par une petite boule; c'est un tube de thermomètre en miniature. Il raréfie l'air de la boule en l'échauffant soit avec les doigts, soit avec la bouche, et il applique l'extrémité béante à la surface du bouton; en tenant alors ce tube par le milieu, l'air de la boule se condense et le vaccin monte dans le tube; la manière de le sceller est la même que pour les tubes capillaires.

Pour se servir du vaccin recueilli par ces deux procédés, si le vaccin est contenu dans un tube capillaire, on en casse les deux bouts, on adapte à l'un d'eux un chalumeau, dans lequel on souffle doucement pour chasser le vaccin sur une plaque de verre, puis on charge la lancette. La manière de vider les tubes de M. Fiard est beaucoup plus simple; on casse la pointe, et l'on réchauffe la boule.

M. Bousquet, qui a examiné avec soin ces différens procédés, croit que les plaques conservent plus long-temps le vaccin. C'est d'ailleurs sous cette forme que le comité de Londres fait tous ses envois.

Les *fils* employés du temps de Jenner, sont aujourd'hui abandonnés, parce que le vaccin s'altère plus vîte, et que l'on est obligé pour s'en servir, de faire une incision assez profonde, douloureuse, qui n'est pas toujours exempte d'accidens, et qui laisse constamment une cicatrice plus étendue et plus difforme que celle qui succède à la piqûre.

Les *croûtes* sont un assez bon moyen de conserver le vaccin; mais pour qu'elles offrent toutes les garanties désirables, il faut se servir de celles des boutons qui sont restés intacts jusqu'à la fin; on ne doit pas attendre qu'elles tombent d'elles-mêmes, mais il vaut mieux les recueillir quelques jours avant. Lorsqu'on se sert des croûtes, on recommande d'enlever le centre, et de ne pulvériser que la circonférence en l'humectant avec un peu d'eau.

En terminant l'exposé rapide de ces diverses manières d'inoculer le vaccin et de le conserver, nous devons dire que depuis quelques années plusieurs personnes prétendent que la vertu préservative de la vaccine cesse après un temps dont elles n'ont pu jusqu'à ce jour fixer la durée. Cette opinion, qui a fortement ébranlé la confiance du public dans la vaccine, nous a beaucoup occupé. Après l'avoir examinée avec toute l'attention dont nous sommes capables, et tout l'intérêt que comporte un sujet aussi important, nous croyons pouvoir déclarer que la vertu préservative de la vaccine nous paroît être aujourd'hui ce qu'elle étoit dans son origine et du temps de Jenner; et bien que quelques individus vaccinés soient de temps à autre affectés de varioloïde, ou même de variole; bien que par des vaccinations secondaires on obtienne quelquefois des boutons réguliers, et que le vaccin se reproduise de nouveau; nous disons, 1° ces exceptions rares ne prouvent rien contre la règle; 2° parmi plusieurs milliers d'individus que nous avons vaccinés avec un grand soin, depuis près de 25 ans, nous n'avons pas encore eu connoissance qu'un seul d'entre eux ait été affecté de variole ou de varioloïde. 3° Enfin, il résulte des expériences nombreuses que nous avons faites en 1825, lorsque nous étions sécrétaire de la commission de vaccine, et que nous avons répétés depuis chaque fois que l'occasion s'en est présentée, qu'on obtient par des vaccinations secondaires un vaccin régulier, dans des proportions à-peu-près égales, soit que les sujets sur lesquels on expérimente, aient eu la petite-vérole naturelle, soit qu'ils aient été inoculés ou vaccinés.

Or, si on admet en général que la variole préserve de la variole; si d'un autre côté on voit des individus variolés être affectés de nouveau de variole; si on voit un vaccin régulier se développer sur des sujets variolés, pourquoi pareille chose ne s'observeroit-elle pas sur des sujets vaccinés? Doit-on exiger du préservatif plus qu'on exige de la maladie elle-même? Non, sans doute. Concluons donc de tout ceci, que la vaccine est encore le meilleur préservatif qu'on puisse employer contre la variole, qu'il n'est pas démontré que sa vertu préservative s'affoiblisse avec le temps, qu'il n'y a par conséquent pas lieu d'ordonner de secondes vaccinations après un laps de 10, de 15 ou de 20 années. Cependant, comme nous avons la conviction qu'une vaccination secondaire est sans inconvénient, que sans être indispensable elle peut quelquefois être utile, nous croyons, en conséquence, qu'on doit la tenter toutes les fois qu'un individu a des craintes. ou qu'il la désire.

FIN.

www.ingramcontent.com/pod-product-compliance
Ingram Content Group UK Ltd.
Pitfield, Milton Keynes, MK11 3LW, UK
UKHW020246220726
13923UKWH00002B/845